MUDRAS

YOGA DES MAINS

OLA JAS

MUDRAS

YOGA DES MAINS

éditions la plage

SOMMAIRE

INTENTION

Les mudras, gestes symboliques, incarnent un pont entre le visible et l'invisible, le tangible et l'intangible. Souvent perçues comme des gestes de mains, elles peuvent en réalité se manifester à travers tout le corps ou sur des points précis. Parfois traduites comme des « verrous énergétiques », elles sont aussi des portes, des expressions subtiles et un langage silencieux.

Chaque mudra agit comme une clé, scellant une énergie ou communiquant avec un univers codifié. Leur mystère et leur pouvoir se dévoilent à mesure qu'on les pratique.

Ces gestes nous reconnectent à l'essentiel et révèlent des trésors enfouis dans la mythologie, à travers les archétypes du panthéon indien, ou dans la géométrie sacrée, par la grâce des formes qu'ils dessinent. Les mudras sont contemplatives et permettent aussi un élan créatif, pour explorer le potentiel latent de l'intuition et de la joie, ces qualités insaisissables qui colorent chaque instant de notre vie humaine.

Dans cet ouvrage, je vous invite à découvrir leur histoire, leurs vertus et leurs applications. Bien que peu de textes anciens nous renseignent sur leur usage, leur présence traverse discrètement de nombreuses philosophies et pratiques modernes, y compris dans les séquences dynamiques de yoga Vinyasa. Il convient de noter que nous n'aborderons pas les mudras telles que pratiquées dans la tradition du yoga Kundalini, ou sous l'angle de leur vertu thérapeutique dans la médecine de l'Ayurveda. La littérature ancienne et contemporaine étudie souvent les mudras sous l'angle de la guérison. Ici, nous proposons d'explorer les mudras comme un outil personnel et intuitif, éveillant une intelligence du ressenti. Par des affirmations, des mantras et des récits mythologiques, vous serez invité·e à agrandir votre monde intérieur et à nourrir une relation intime avec ces gestes symboliques.

Outre les techniques, la transmission se veut vivante et créative. S'il existe des mudras faites de postures complètes, celles des mains retiendront particulièrement notre attention. Ces gestes, porteurs d'une discipline à part entière, sont des alliés précieux dans la quête de l'équilibre et de la transformation. À travers 52 mudras soigneusement choisies, nous explorerons comment ces mouvements peuvent apaiser, dynamiser et éveiller notre énergie, tout en soutenant des pratiques comme la méditation, le pranayama ou les asanas.

Pratiquer les mudras, c'est renouer avec une simplicité sacrée, là où les mains deviennent un miroir de l'âme et un guide vers l'équilibre. Plus qu'un chemin spirituel, les mudras sont une célébration du vivant, un art de cultiver le sacré au cœur de l'ordinaire. À travers elles, nous apprenons à embrasser les paradoxes de notre nature humaine : force et vulnérabilité, action et repos, certitude et mystère.

L'exploration du yoga depuis deux décennies, à travers la pratique et des voyages réguliers en Inde, m'a permis de revenir au corps tout en canalisant mes réflexions dans une pratique ancrée, teintée d'expansion et de profondeur. L'influence de la danse contact improvisation et de l'expression somatique encourage à aller chercher des sensations jusqu'au bout des extrémités.

Les mudras, dans leur simplicité, sont devenues des alliées précieuses dans ma quête de subtilité et de repos intérieur. Elles offrent une régénération profonde, une ancre dans le tumulte quotidien, et une invitation à explorer des espaces suspendus entre le tangible et l'invisible.

Ce livre aspire à enrichir votre pratique et votre quotidien. Les mudras peuvent vous accompagner dans votre introspection, vous relier au sacré et éveiller une présence joyeuse, enracinée dans l'instant. Voici mon invitation à ressentir, jouer, et expérimenter. Par la simplicité du geste, la mudra peut révéler la profondeur de l'être.

REMERCIEMENTS

Merci à celles et ceux qui m'ouvrent le cœur et me rappellent combien la pratique est précieuse. À mes guides, mes ami·es, ma famille, à celles et ceux qui font mon monde et à celles et ceux qu'il me reste encore à découvrir.

Je remercie aussi ma grande amie et talentueuse capteuse de lumière, Mathilde Deer, pour ses photographies.

MUDRAS

DIALOGUES ENTRE TANGIBLE ET INFINI

INTRODUCTION

Dans le cadre du yoga, la mudra est souvent traduite par « verrou énergétique des mains », or la mudra dépasse largement cette définition. Elle peut également impliquer les pieds, les yeux, la bouche ou même le corps entier, s'affirmant comme une expression corporelle et énergétique d'une finesse ultime.

Au-delà du yoga, le terme de « mudra » s'étend vers des connotations plus larges et anciennes. Il peut désigner une signature, un symbole, un emblème, une marque, un cachet, une médaille ou un tampon, ou encore l'idée de réunir et connecter, ou une finition parfaite. Dans cette perspective, la mudra devient un sceau de protection dans un rituel magique, ou la représentation d'un pacte – qu'il soit concret ou ésotérique, tacite ou explicite. La mudra s'associe aussi à des notions d'attitude – corporelle ou psychique –, de joie, de satisfaction, d'accomplissement.

Chaque signification révèle une facette unique de la pratique yogique : un geste à la fois technique, symbolique et profondément significatif.

Parmi toutes les traductions possibles, celle que j'affectionne est « antenne ». Elle évoque une communication subtile entre l'intérieur et l'extérieur, captant, amplifiant et redirigeant l'énergie vitale vers les extrémités. Plus qu'une forme figée, la mudra est un échange vivant entre le soi et le monde, un pont délicat entre la matière et le subtil. Le subtil est alors ce qui échappe aux sens ordinaires, mais que l'on peut percevoir par une attention précise, un discernement affiné : les courants d'énergie, les états vibratoires, les échos émotionnels et spirituels qui animent le tangible, l'essence qui révèle une dimension plus vaste de l'être. Entre le monde matériel et celui de l'invisible, la mudra agit comme un pont, traduisant dans un geste visible une idée, une intention ou une force invisible mais puissante.

Le mot « mudra » tire son origine du sanskrit, cette langue indo-européenne ancestrale qui a donné naissance à de nombreuses langues en Inde, ainsi qu'à certaines langues européennes, dont le français. Contrairement aux langues modernes, le sanskrit ne suit pas de règles strictes de genre grammatical. Lorsqu'un mot sanskrit est intégré dans une langue comme le français, il adopte souvent un genre en fonction de son association avec des concepts similaires.

Dans ce cas, la mudra s'inscrit naturellement au féminin, évoquant « la » posture plutôt qu'un geste neutre ou masculin. De plus, la terminaison en « -a », courante pour les mots féminins, a sans doute influencé cette attribution. La littérature contemporaine privilégie également le féminin, renforçant cette association intuitive. Parler de « la mudra », c'est aussi reconnaître la douceur, la fluidité et l'harmonie inhérentes à ces gestes qui transcendent la simple mécanique physique.

La pratique des mudras est une quête d'équilibre. À travers un mouvement simple, elle connecte ce qui semble séparé : l'esprit au corps, l'énergie à la matière, le tangible à l'invisible. C'est là toute sa magie : un geste humble, mais chargé d'une intention capable de transformer le vécu quotidien en une expérience profonde de joie et de plénitude. La mudra est une allégorie du bonheur.

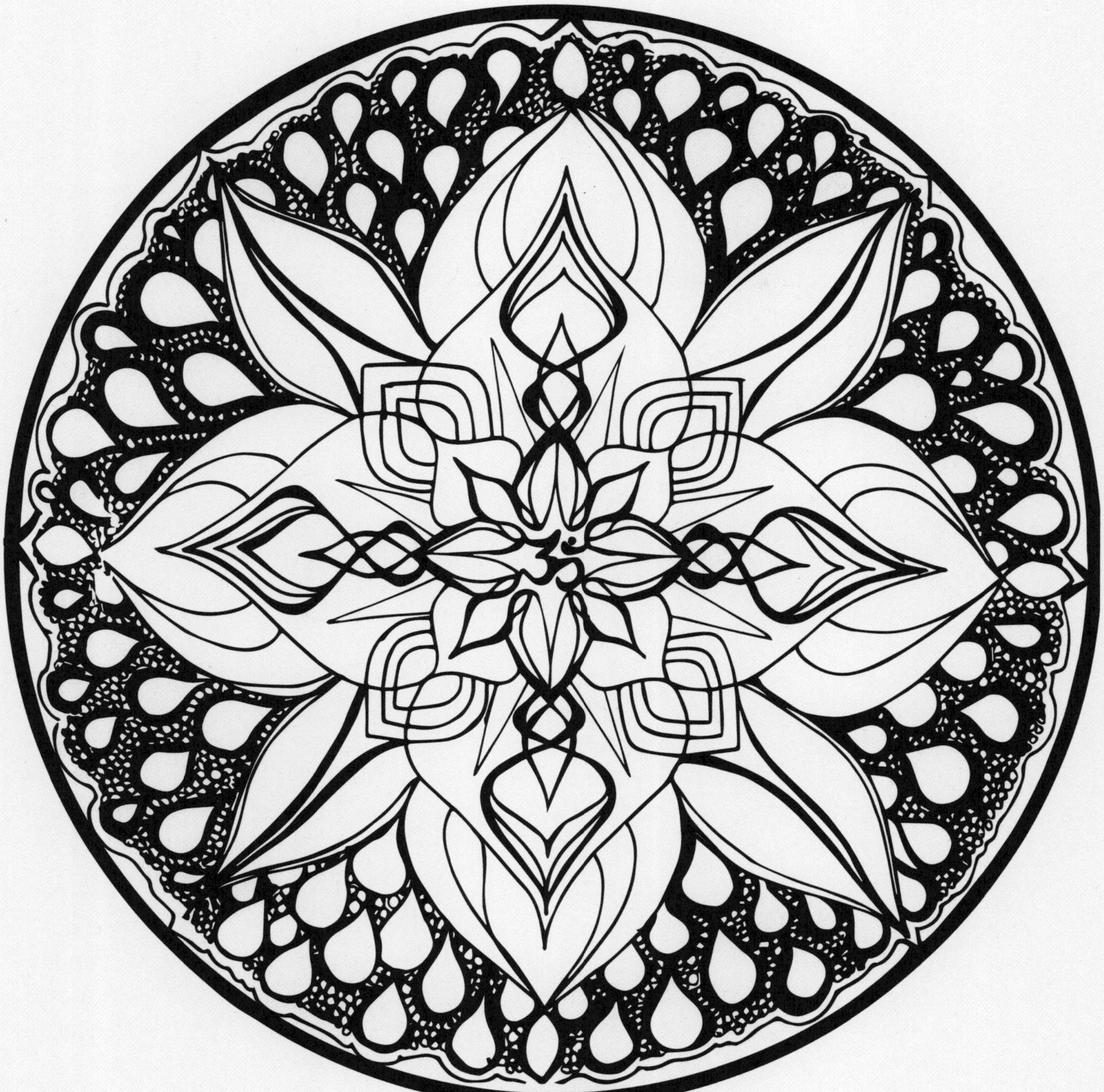

Mon aventure avec le yoga a commencé en 2007, à Barcelone, dans la rigueur et la précision de la méthode Iyengar sous la guidance d'Angelo Cecchi, dont l'enseignement m'a offert des bases solides. Quelques années plus tard, l'Inde m'appelait pour un premier voyage initiatique. La discipline de l'Ashtanga s'est révélée à moi comme une nouvelle voie de clarté. J'ai passé plusieurs hivers à Goa pour suivre les enseignements de Balu Thevar, guruji dont la présence humble accompagne ma dévotion yogique aujourd'hui encore. Chaque matin, avant l'aube, les mantras enveloppaient mon réveil d'une simplicité sacrée, suivis d'une pratique rituelle intense – à la fois physique et énergétique, avec la répétition de la première série d'Ashtanga. J'allais ensuite prendre mon café au Dreamland, et dessinais les mandalas qui illustrent ce livre. Avec un compas, un crayon de papier, une gomme et un stylo noir épais, je me plongeais dans une forme de contemplation méditative, encore imprégnée par la magie de la pratique. Cette époque résonne en moi comme une empreinte de l'essentiel – un moment suspendu où la vie se révélait dans sa plus pure simplicité, semblant soudain résolue. Sans distractions, tout s'alignait : les priorités étaient claires, et le cœur, ancré dans une révérence profonde.

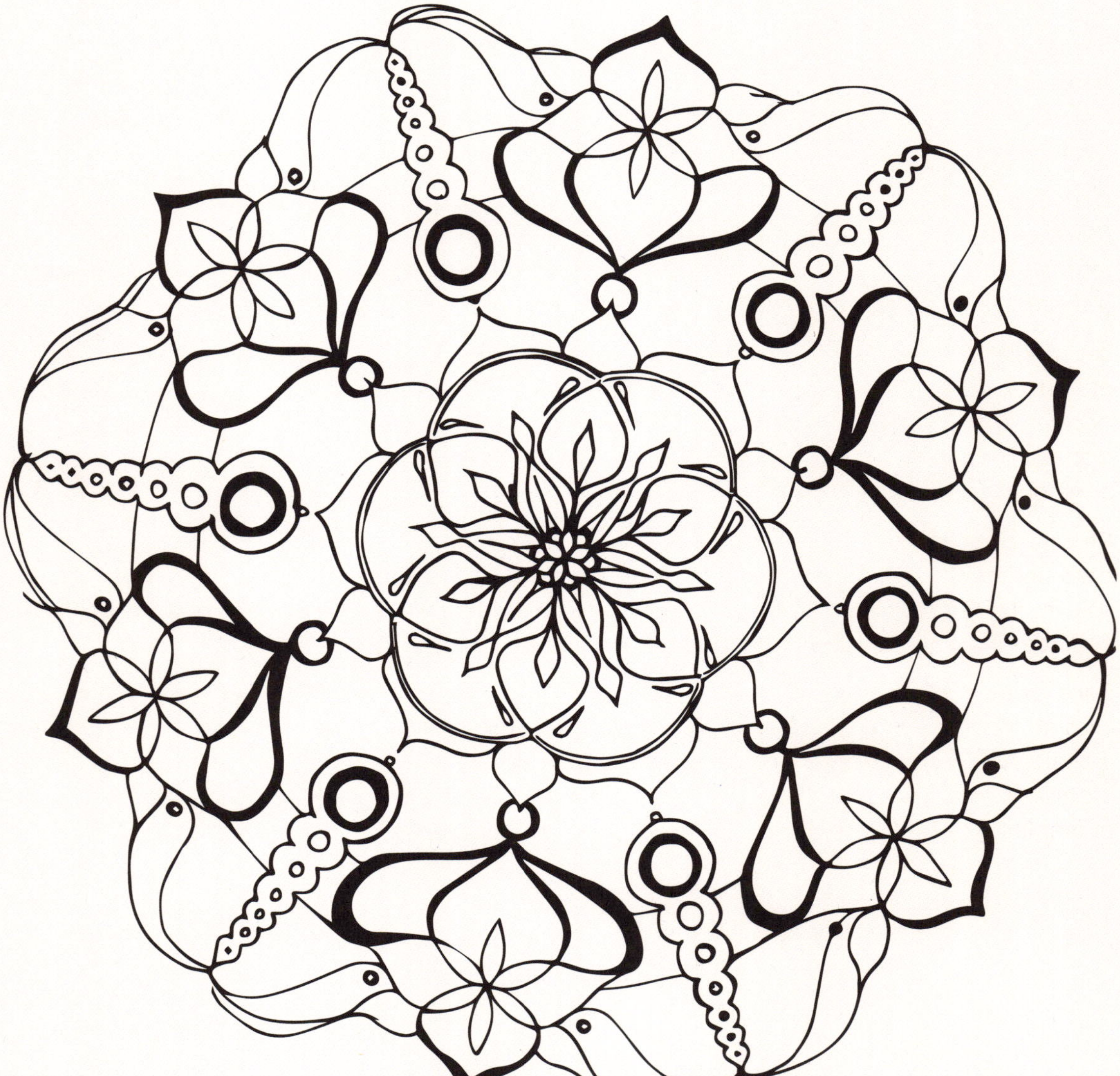

LES MUDRAS,

UNE PRATIQUE MÉDITATIVE EN SOI

Les mudras, bien que profondément enracinées dans la philosophie du yoga, traversent les frontières des traditions et des cultures. En Asie, elles sont omniprésentes dans les pratiques spirituelles, les arts martiaux et la danse. Sur d'autres continents, la gestuelle a évolué sous des formes moins codifiées mais tout aussi significatives, transmettant des messages puissants à travers les âges.

Dans l'art martial ancestral indien du kalaripayat ou du samurai au Japon, les mudras jouent un rôle clé : elles concentrent l'esprit, préparent le corps, et maintiennent un équilibre entre la paix intérieure et la réactivité. Dans la danse, les mouvements des mains et des pieds racontent des histoires, exprimant des émotions et des récits d'une profondeur universelle.

Les mudras remontent aux premières civilisations humaines. Des traces de gestuelles sacrées ont été retrouvées dans la vallée de l'Indus (3 300 av. J.-C.), en Mésopotamie et même dans les vestiges occidentaux. À travers les cultures et les époques, les gestes des mains et du corps ont toujours occupé une place centrale dans les rituels religieux, les pratiques païennes et les représentations artistiques.

Ce caractère universel confère aux mudras une résonance particulière : elles unissent l'humanité dans une expression commune, au-delà des frontières géographiques et des croyances. Que ce soit en Inde, en Thaïlande, en Chine ou dans d'autres traditions, les mudras portent en elles un écho des mystères partagés par toutes les civilisations.

Dans la discipline yogique, les mudras établissent un lien puissant entre les plans physique et subtil. Elles ne fonctionnent pas de manière isolée mais s'intègrent harmonieusement dans une pratique globale. Associées à la méditation, au pranayama et aux asanas, elles amplifient leur portée en harmonisant le corps, l'esprit et l'énergie. Chaque mudra agit comme un sceau énergétique qui scelle et amplifie l'intention, créant une synergie entre les différents aspects du yoga.

Comme le décrit Tara Michaël, indianiste française :

« La mudra, qui est, au sens littéral, “un sceau”, a pour fonction d'apposer un cachet sur la parole et sur l'acte liturgique, de leur donner autorité, puissance spirituelle et efficacité magique. »

La pratique des mudras ouvre un espace méditatif, un lieu d'intimité profonde entre soi et l'univers. Ces gestes subtils connectent le microcosme personnel au macrocosme universel, activant des vases communicants entre les mondes. C'est dans cette liaison que se trouvent le potentiel de créativité, la possibilité de transformation personnelle et l'accès à une vie alignée avec notre essence authentique.

LE YOGA DES MAINS

La pratique des mudras est souvent associée aux mains car celles-ci sont exceptionnellement habiles, agiles et sensibles. Les mains touchent la matière tout en percevant, avec un raffinement supérieur à toute autre partie du corps, les vibrations subtiles de l'énergie. C'est d'ailleurs pour cette raison qu'elles sont utilisées dans des pratiques comme le massage ou le reiki. Leur dextérité et leur rôle central dans notre perception de la réalité font d'elles un outil privilégié dans la pratique yogique.

Les formes géométriques tracées par les mains et les doigts ouvrent des circuits énergétiques, facilitant la communication, et permettent d'explorer des dimensions plus profondes de notre être.

En focalisant notre attention sur un simple geste, nous transformons ce qui semble anodin en un outil puissant d'alignement, de centrage et de méditation.

LES MAINS

Les doigts et les mains sont des symboles universels de notre capacité à agir, créer, offrir et transformer. Dès l'enfance, nos mains explorent le monde. De simples gestes comme saisir ou serrer évoluent en expressions plus subtiles et intentionnelles à mesure que nous grandissons. Nos mains deviennent alors des instruments de communication, d'expression, et de transformation.

À l'âge adulte, elles restent l'un de nos principaux moyens d'interaction. Que ce soit pour saluer, prier, offrir ou refuser, nos mains traduisent nos intentions et nos émotions.

Les mudras sont une pratique yogique. À l'origine, il n'y avait pas de différence fondamentale entre les postures du corps (asanas) et celles des mains (hasta mudras). Les asanas sont des mudras en elles-mêmes. Toutes les parties que l'on peut mobiliser dans notre corps, à sa surface (les yeux ou les pieds par exemple) ou à l'intérieur (comme le diaphragme, d'autres muscles et les organes), sont capables de « sceller » l'énergie. Les extrémités de notre corps et certaines parties intérieures sont des portes d'entrée et de sortie où l'information circule. Les mudras sont une finition énergétique. C'est en cela que la mudra est aussi une attitude, un état d'être.

Le livre *Hatha Pradipika* est l'un des premiers textes à répertorier, au XVe siècle, les mudras et leurs capacités extraordinaires pour la santé.

Les mudras permettent d'accéder à des états méditatifs profonds. Elles ouvrent un dialogue silencieux avec l'univers, et chaque position devient un moyen d'explorer l'énergie qui nous traverse et nous entoure. Les mudras ne sont pas seulement des outils de méditation, elles sont une méditation à part entière. Ces gestes précis permettent d'orienter l'attention et de concentrer l'énergie vers une direction spécifique. Lorsque l'on joint les mains, on crée un pont puissant entre le corps et l'esprit, favorisant ainsi la circulation de la force vitale, le prana.

Les mudras servent également d'outils dans les pratiques de respiration (pranayama) et physique (asanas), amplifiant ainsi la connexion entre le corps physique et les dimensions subtiles de l'être. C'est cette capacité à transformer une action simple en un rituel significatif qui donne aux mudras leur pouvoir unique.

Les textes yogiques anciens décrivent les mudras comme des techniques puissantes qui permettent d'accéder à des facultés particulières, et dans certains cas, de toucher à l'illumination. Les mudras doivent être pratiquées avec rigueur et discrétion. On leur attribue le pouvoir de préserver la jeunesse, de combattre les maladies et même de guérir.

Dans la littérature actuelle, les bienfaits des différentes mudras sont souvent évoqués en référence aux textes anciens. Cependant, ces descriptions manquent généralement de contexte rituel précis, et cette pratique, déjà peu connue, tend à s'effacer derrière la frénésie du quotidien. Cela ouvre un vaste champ d'expérimentation personnelle, permettant de se reconnecter à cette sagesse millénaire et de raviver un aspect souvent négligé de la grande tradition yogique.

Les mudras sont alors le support d'un voyage d'éveil et d'intuition où chacun devient un explorateur, apprenant à ressentir les effets d'une mudra sur le corps, l'esprit et les émotions.

Les bandhas agissent depuis l'intérieur. Ce sont des verrous énergétiques internes (au niveau de la gorge, du diaphragme et du périnée), qui, comme les mudras, permettent de diriger et retenir l'énergie vitale (prana) dans le corps. La pratique des mudras et des bandhas agit directement sur le système nerveux autonome, améliorant la circulation sanguine, la digestion et la réponse au stress. Selon l'imagerie cérébrale (IRM fonctionnelle), ces pratiques activent des zones cérébrales comme le cortex préfrontal et le cortex cingulaire antérieur, essentielles pour la concentration, la prise de décision, la régulation émotionnelle.

Si les asanas nécessitent parfois de la force, de la souplesse ou un environnement dédié, les mudras sont une pratique infiniment adaptable. Il n'y a ni âge ni condition physique qui exclut leur usage. Elles peuvent être pratiquées dans une posture confortable, au bureau ou même lors d'une promenade. En alignant le physique, le mental et l'émotionnel, les mudras agissent comme des réglages fins, harmonisant nos énergies. La pratique régulière, même quelques minutes par jour, peut devenir une ancre dans nos vies agitées, nous ramenant à un espace de clarté et de sérénité.

Les mudras ne demandent rien d'autre que notre présence. Avec le geste le plus humble, elles révèlent la grandeur d'un potentiel infini. C'est une poésie silencieuse, une science invisible, et une invitation ouverte à tous ceux qui aspirent à une connexion profonde avec eux-mêmes. Elles rappellent une vérité essentielle : l'outil le plus puissant dont nous disposons pour transformer notre vie est déjà entre nos mains. Et c'est dans cette accessibilité que réside leur magie.

LES MUDRAS,

CLÉS DE CONNEXION

Chaque mouvement, chaque position agit comme un pont, une passerelle reliant notre monde intérieur à l'univers tout entier. Les mudras régulent le prana, cette énergie vitale qui circule en nous, et nous rappellent que l'essence de la transformation réside souvent dans les gestes les plus simples et les plus accessibles.

- **Les mudras sont des symboles**

Chaque mudra est une forme, et chaque forme contient une énergie, un message. Ces gestes géométriques, tracés par les mains (ou d'autres parties du corps), nous connectent à des vérités invisibles, un ordre cosmique. Tout comme la géométrie sacrée interprète les formes de la nature pour dévoiler ses desseins, les mudras canalisent l'abstrait en une œuvre tangible et accessible.

En vérité, une mudra est bien plus qu'une forme : elle est une énergie en soi. Chaque mudra canalise l'énergie, offrant un accès direct à notre essence énergétique.

- **Les mudras comme points d'ancrage de l'énergie**

Les mudras ne se limitent pas aux mains. Ce sont des activateurs de l'énergie qui agissent sur tout le corps : les yeux, les pieds, le diaphragme, le périnée, jusqu'aux organes internes. Ces gestes subtils influencent les fonctions vitales – sexuelles, digestives, respiratoires, cognitives – et deviennent des points d'ancrage qui stabilisent et dirigent l'énergie vitale.

Ces gestes symboliques, universels et intemporels, agissent comme des miroirs. Ils reflètent notre nature profonde tout en nous alignant avec les rythmes de l'univers. En chaque mudra se cache une promesse : celle d'harmoniser notre microcosme intérieur avec le macrocosme, de faire résonner nos énergies individuelles avec celles de notre environnement et des étoiles.

- **Les mudras sont des antennes de communication**

Imaginez une antenne, captant des signaux subtils, traduisant l'invisible en perceptible. C'est exactement ce qu'une mudra fait : elle absorbe les informations de l'univers et transmet nos intentions les plus profondes. Ces gestes permettent à l'énergie de circuler dans les deux directions.

Nos mains, en particulier, jouent un rôle central de liaison dans cette communication. Elles traduisent nos états intérieurs en mouvements et captent les vibrations du monde extérieur. À travers les mudras, les mains deviennent une extension de notre âme.

- **Les mudras transmettent et transforment l'énergie**

Les asanas s'adressent au plan physique pour permettre à l'énergie de mieux circuler. Les mudras les renforcent. La méditation s'adresse à l'énergie, et les mudras la renforcent également en amenant une dimension physique minime et bien réelle. Les mudras sont un pont entre l'asana et la méditation.

Les mudras transforment une énergie diffuse en un flux dirigé, structuré et puissant. En combinant le physique, l'émotionnel et l'énergétique, les mudras offrent une expérience d'unité.

Les mudras ne se contentent pas de canaliser l'énergie : elles l'amplifient, la transforment et la rendent perceptible. Ce sont des outils de précision pour ceux qui souhaitent explorer leur être à un niveau plus profond.

- **Les mudras et la respiration : une alchimie du souffle**

La respiration est un acte aussi banal que sacré, la danse entre l'intérieur et l'extérieur, une conversation avec la vie elle-même. Observer ses cycles – inspiration, expiration, rétention –, c'est entrer dans l'intimité du temps et de l'espace. Les mudras prolongent cette expérience, on touche du doigt les espaces de transition.

En captant et diffusant l'énergie, elles enrichissent cette danse respiratoire, agissant comme des relais subtils. Les extrémités du corps amplifient le souffle, lui donnent une direction métaphorique expansive.

- **Les mudras induisent des états de méditation**

Les mudras ne sont pas seulement des gestes : ce sont des guides vers des états de conscience profonds. Ces clés subtiles nous aident à traverser le tumulte du mental et à atteindre un espace de calme intérieur. Chaque geste concentre l'énergie, dissout les distractions, et ouvre la voie à une méditation fluide et naturelle. Les fluctuations de l'esprit s'apaisent, le cœur trouve son rythme, et un état de clarté et d'équanimité émerge.

Les sages d'autrefois utilisaient les mudras pour explorer des états de conscience altérés, transformant le chaos intérieur en clarté et le mouvement en stabilité. Ces gestes précis opèrent dans les espaces liminaux, ces seuils entre la conscience et la réalité, où la perception habituelle se transforme. À la frontière du tangible et de l'éthéré, les mudras nous aident à cultiver la force de volonté, à diriger notre énergie vers un état de paix profonde.

- **Les mudras, source de créativité**

La créativité est un acte de libération, une danse avec l'instant présent. Les mudras, par leurs gestes intentionnels, deviennent des canaux d'accès à l'énergie créatrice originelle. Elles nous invitent à plonger dans un espace de lâcher-prise et d'expression pure, où chaque mouvement devient une œuvre vivante.

Chaque mudra est une connexion à notre source, une invitation à laisser émerger la beauté de notre essence profonde. Ce sont des gestes qui rappellent que la créativité n'est pas un acte, mais un état d'être, un dialogue multidimensionnel entre le corps, l'âme, le mental et l'univers.

- **Les mudras sont une voie de manifestation et de réalisation**

Les mudras ne sont pas des rituels abstraits réservés à un cercle d'initiés ou à une élite mystique. Elles sont profondément enracinées dans l'expérience humaine, possiblement applicables dans le quotidien. Ce sont des pratiques qui nous connectent à mesure qu'on les nourrit. Elles permettent de travailler notre force de volonté, notre système de croyances. Elles ont le pouvoir de transformer nos intentions en réalité.

Elles nous accompagnent sur le tapis, dans la méditation et dans la vie courante. Les mudras nous rappellent que la réalisation de soi passe par l'attention portée aux détails, par la présence dans l'instant et par l'alignement avec les rythmes naturels.

LES MUDRAS

DANS LA PHILOSOPHIE DU YOGA

Selon les traditions philosophiques anciennes et les textes fondateurs, le but du yoga est la libération – le moksha –, un état de félicité où l'individu transcende les limitations de l'égo (ahamkara), les cycles de souffrance (kleshas), l'ignorance (avidya) et l'illusion (maya). C'est une quête pour se reconnecter à notre essence véritable, au-delà du mental, des émotions et des conditionnements, pour vivre en union avec l'universel. Il existe différents courants philosophiques, qui proposent différentes voies et exercices. Transcender les attachements matériels permet d'accéder à un état d'union avec l'Absolu.

Les mudras sont une pratique transversale que l'on retrouve dans tous les courants du yoga. En nous aidant à identifier et surpasser les limites de l'égo, elles nous ouvrent à une expérience directe du divin et de la liberté ultime.

LE YOGA N'EST PAS UNE RELIGION

Bien qu'il s'enracine dans des traditions spirituelles riches, un contexte culturel marqué par les religions hindouiste, bouddhiste et jaïniste avec des dieux (qui servent d'archétypes), des textes sacrés (aux messages inspirants) et des pratiques rituelles (pour expérimenter sa propre vérité), le yoga reste une discipline universelle, qui ne repose sur aucun dogme ou croyances imposées, mais sur des concepts clés. L'expérience du yoga est personnelle et invite à une exploration intérieure.

La mudra est un lien entre la pratique physique qu'on connaît aujourd'hui du yoga et sa dimension méditative, telle que présentée originellement dans un des textes de référence du yoga : les *Yoga Sutras* de Patanjali. Sur 148 aphorismes, ou sutras, un seul est réservé à l'engagement du corps dans le yoga : la posture est en fait une mudra, elle est intentionnelle et énergétique.

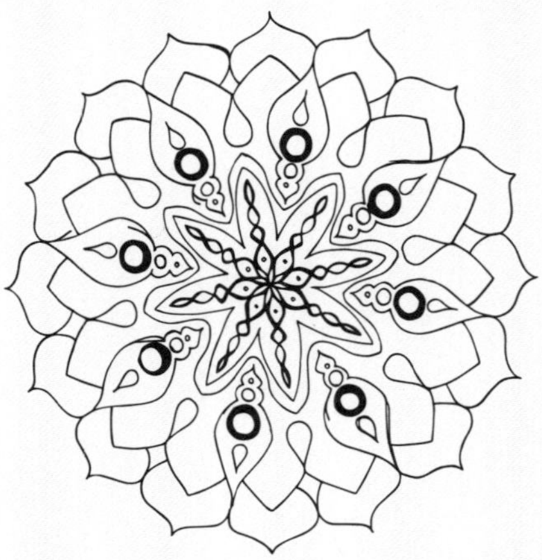

स्थरि सुखम् आसनम्

« La posture (asana) doit être stable et confortable. »

Sutra 2.46 : « *Sthira Sukham Asanam* »

Cette phrase, en apparence simple, contient un univers de sagesse. Elle rappelle que chaque pratique, qu'il s'agisse d'une posture physique ou d'un geste subtil comme une mudra, doit être empreinte de stabilité et de légèreté. Les mudras, en ce sens, incarnent cet équilibre parfait. Ancrées dans le corps, les mudras ouvrent une connexion interdimensionnelle.

Si les *Yoga Sutras* sont considérés comme la base du yoga Ashtanga aujourd'hui, il existe de nombreux autres traités, moins connus et souvent plus récents, qui décrivent d'autres façons de penser le yoga. Les mudras ne se limitent pas à la philosophie du yoga telle qu'on la rencontre couramment aujourd'hui. Elles s'inscrivent dans divers domaines du mode de vie indien, notamment la médecine indienne – l'Ayurveda –, et d'autres types de yoga comme le Kundalini yoga (à ne pas confondre avec l'énergie Kundalini, qui est universellement référencée dans toutes les traditions liées au yoga). Ces aspects spécifiques ne seront pas abordés dans cet ouvrage.

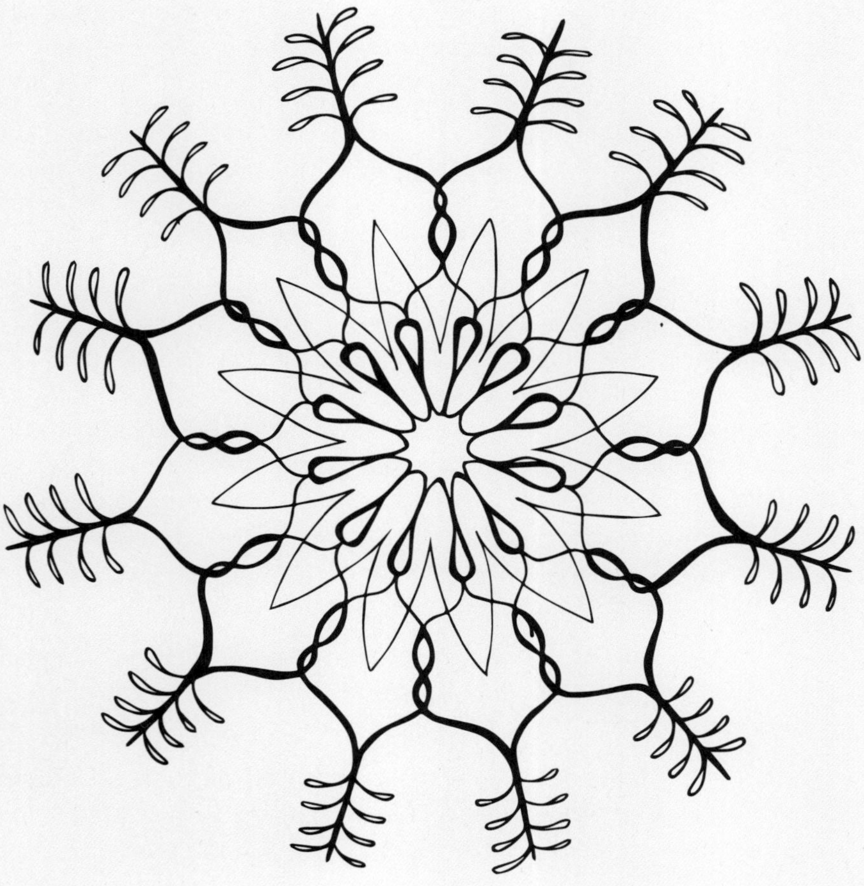

LES RACINES TANTRIQUES DES MUDRAS

Le terme « mudra » n'apparaît pas dans les *Yoga Sutras*. Ce n'est que plusieurs siècles plus tard, dans des textes comme le *Hatha Yoga Pradipika* (XVe siècle), que les mudras furent formellement décrites et intégrées dans la pratique yogique. Ce texte fondamental, rédigé par Svatmarama, présente une dizaine de mudras destinées à éveiller l'énergie Kundalini et à harmoniser les flux énergétiques du corps.

Un peu plus tard, au XVIIe siècle, la *Gheranda Samhita* compléta cette étude en introduisant une quinzaine d'autres mudras.

Lorsque l'on évoque les mudras, on ne peut omettre de parler du tantra, une philosophie sœur du yoga qui partage avec lui des racines communes. Le yoga classique et le tantra se développèrent en parallèle dans les mêmes régions de l'Inde ancienne.

Le tantra, souvent mal compris dans les cercles néo-spirituels qui l'associent exclusivement à des pratiques sexuelles, est en réalité une philosophie de vie profonde et holistique. Contrairement à l'ascèse prônée par le yoga classique, le tantra considère chaque aspect de la vie comme sacré. Chaque pensée, chaque acte, chaque expérience devient une opportunité de se rapprocher de l'union divine.

Le tantra enseigne que la dualité entre l'intérieur et l'extérieur, l'individu et l'univers, est une illusion. Il n'existe aucune séparation entre le spirituel et le matériel, entre le sacré et le profane. Chaque aspect de la vie – le corps, les émotions, les désirs et même les plaisirs sensoriels – est considéré comme une voie potentielle d'illumination. Contrairement au yoga classique, qui cherche souvent à transcender le monde matériel pour accéder à la vérité, le tantra enseigne que le divin est présent dans chaque élément de l'existence. Le tantra nous apprend que la réalité est complète et parfaite telle qu'elle est. En embrassant l'unité fondamentale de l'existence, en voyant le sacré dans chaque moment et chaque expérience, nous trouvons une nouvelle manière de vivre notre spiritualité. Le divin n'est pas seulement quelque chose à atteindre, mais quelque chose à ressentir ici et maintenant, dans chaque souffle, chaque geste, chaque interaction.

Les mudras y jouent un rôle essentiel, non seulement pour canaliser l'énergie comme dans le yoga, mais aussi dans des rituels mystiques et symboliques. Ces gestes servent à invoquer des divinités, à établir des connexions spirituelles et à accéder à des états de conscience élevés.

Alors que le yoga classique, tel que décrit par Patanjali, privilégie une voie de renoncement avec des principes comme Brahmacharya (continence, notamment sexuelle) et Ahimsa (non-violence, qui peut s'exprimer dans le végétarisme ou le véganisme), le tantra propose une approche plus inclusive et directe. Il considère que toute expérience humaine (qu'elle soit liée à la sexualité ou aux choix alimentaires) peut devenir un chemin vers l'élévation spirituelle lorsqu'elle est pratiquée en pleine conscience et avec respect.

Les mudras, présentes dans ces deux traditions, incarnent cette quête commune. Dans le yoga, elles stabilisent l'énergie et favorisent l'équilibre entre le physique et le subtil. Dans le tantra, elles prennent une portée encore plus symbolique, de communication spirituelle. Dans les deux cas, ces gestes sont des outils puissants pour explorer la vie dans toute sa richesse tout en honorant sa nature divine.

À travers l'histoire du yoga et du tantra, les mudras ont évolué tout en préservant leur essence. Ces gestes simples, qui transcendent les époques et les traditions, continuent d'inviter chacun·e à explorer sa relation avec soi-même, avec le monde et avec le divin. Que ce soit par la discipline rigoureuse du yoga classique ou par l'approche holistique du tantra, les mudras nous rappellent que la clé de l'union est toujours entre nos mains.

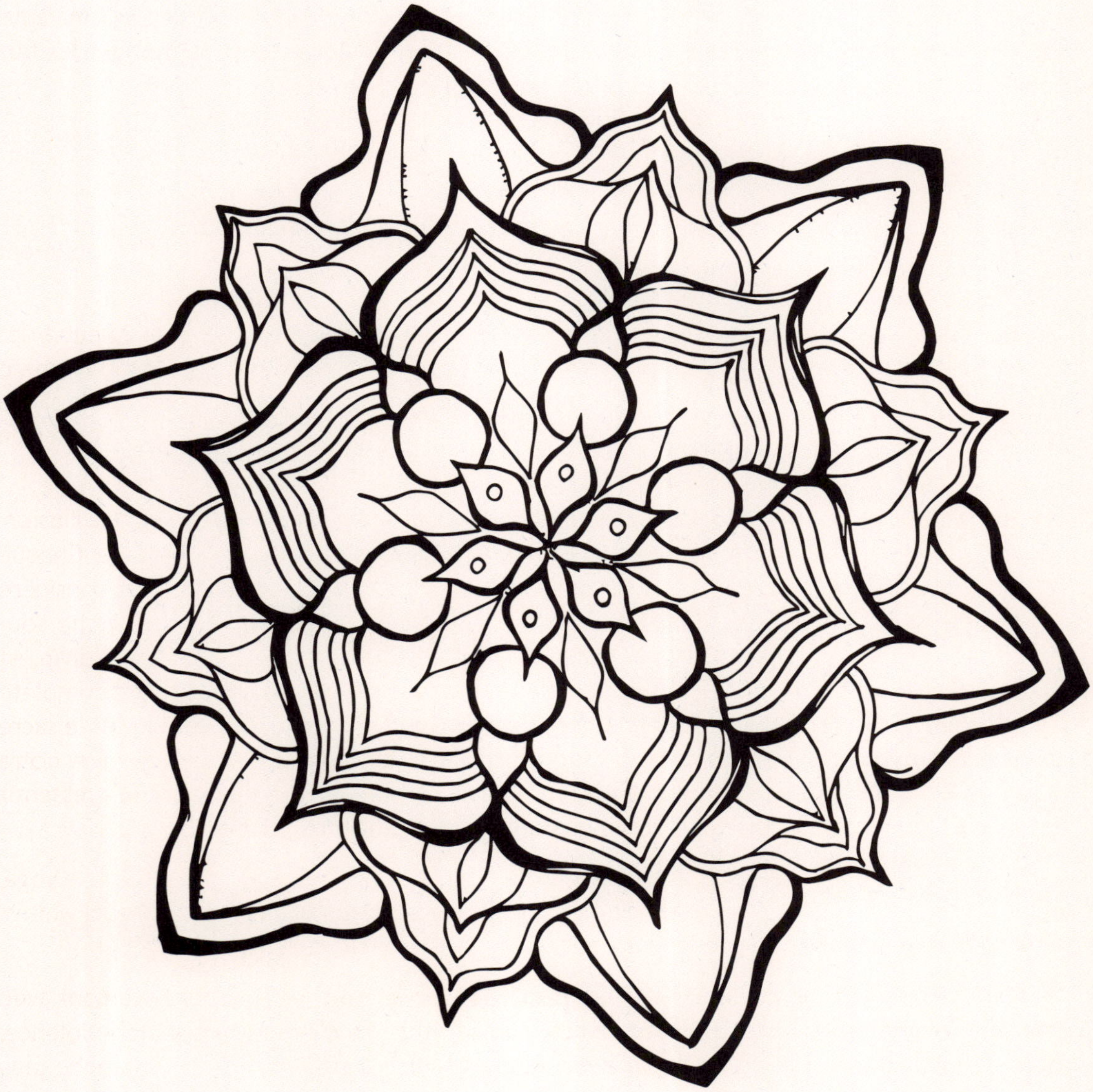

LES MUDRAS,

OUTILS DE CONNEXION

Dans la philosophie du yoga, notre vision de la réalité résulte d'un subtil échange entre les organes de perception (jnanendriya) et les organes d'action (karmendriya). Ces organes ne sont pas seulement des structures anatomiques visibles comme en Occident. Ils sont des instruments de compréhension de notre environnement (reliant l'extérieur à l'intérieur). On pourrait traduire « organes » par « instruments », « outils », par lesquels notre être capte, traduit et répond à l'essence du monde qui nous entoure avec une précision cosmique.

Les organes de perception et d'action sont les lieux où les mudras prennent vie, et permettent aux gestes de devenir des actes conscients et transformateurs. En formant une mudra, nous sollicitons ces organes pour trier, canaliser et harmoniser l'information entre notre monde intérieur et l'environnement. Les organes de perception, telles des antennes sensibles, captent les signaux subtils pour ajuster intention et concentration, tandis que les organes d'action sculptent le mouvement pour équilibrer les flux énergétiques. Les résultats de cette interaction créent connexion et alignement.

Chaque mudra devient alors une clé, déverrouillant le potentiel latent de ces organes. Elles transcendent la fonction physique pour éveiller en eux une puissance vibrante et d'expansion. Par leur pratique, les mudras nous invitent à ressentir plus profondément, à vibrer plus intensément et à nous aligner avec le cosmos. En cela, elles incarnent le lien vivant entre notre réalité intérieure et l'infini.

- **Les jnanendriyas (organes de perception)**

Les organes de perception sont des fenêtres ouvertes sur notre environnement, permettant de capter les stimuli du monde extérieur : l'ouïe, le toucher, la vue, le goût et l'odorat. Dans la tradition yogique, ces sens sont plus que des fonctions biologiques ; ils sont des antennes reliées aux éléments fondamentaux de l'univers (mahabhuta) : l'Éther, l'Air, le Feu, l'Eau et la Terre. Chaque sens agit comme un pont entre notre réalité intérieure et les énergies cosmiques qui nous entourent.

En intégrant les mudras dans notre pratique, nous dirigeons notre attention sur les éléments et les sens, pour affiner notre capacité à percevoir les vibrations du monde, à les interpréter et à interagir avec elles de manière plus éclairée.

Les mudras les plus accessibles passent par le toucher (Hasta mudra) et la vue (drishtis). Mais en saisissant leur essence énergétique, nous comprenons qu'elles ne se limitent pas à ces deux dimensions. Par analogie, elles peuvent ramener clarté et focus dans tous nos sens, nous aidant à entendre plus finement, à goûter plus consciemment, ou encore à mieux sentir chaque fragrance. Les mudras deviennent alors des outils de connexion totale, unissant nos sens dans une expérience sacrée de l'instant.

Voici leur correspondance :

– **Tvak** (le toucher) : la peau, liée à l'Air (vayu), perçoit le toucher (sparsa). Lorsqu'avec les mudras, nous unissons les extrémités de nos doigts, nous activons des circuits énergétiques précis, stimulant des zones du cerveau et favorisant l'équilibre intérieur.

– **Caksus** (la vue) : l'œil, associé au Feu (tejas), capte la lumière et la forme (rupa), illuminant notre vision extérieure et intérieure. Les drishtis, ces points de focalisation visuelle, sont aussi des mudras : des gestes d'intention dirigés par le regard.
– **Jihva** (le goût) : la langue, connectée à l'Eau (apas), savoure le goût (rasa), chaque saveur portant en elle une expérience vibrante de l'univers. Certaines mudras impliquent la bouche et particulièrement la langue.
– **Srota** (l'ouïe) : l'oreille, associée à l'Éther (akasha), capte le son (sabda), ces fréquences qui s'agencent pour créer la mélodie. Les mudras agissent comme des filtres subtils, nous aidant à écarter les bruits parasites en plongeant dans un silence intérieur, là où l'harmonie sonore devient palpable.
– **Ghrana** (l'odorat) : le nez, lié à la Terre (prithvi), capte l'odeur (gandha), un pont sensoriel qui nous relie aux parfums du monde. Lorsque des odeurs troublent ou égarent l'esprit, les mudras peuvent recentrer l'énergie, ramenant à soi-même.

Ces organes de perception sont les antennes sensibles de notre être. Maîtriser leur activité permet d'apaiser les fluctuations mentales, d'affiner notre concentration et de percevoir une réalité plus profonde et lumineuse.

- **Les karmendriyas (organes d'action)**

Les organes d'action sont les moyens qui nous permettent d'exprimer nos perceptions dans le concret par des gestes, des paroles et des réalisations. Parler, toucher, marcher, déféquer et nous reproduire nous ancrent dans le monde matériel. L'empreinte de l'action nous permet de concrétiser une expression intérieure, mûrie. Les mudras accompagnent ce chemin d'harmonie où dialoguent sans cesse l'intention et l'incarnation.

Les mains, les pieds, l'anus et les organes génitaux sont des organes d'action, auxquels correspond directement un engagement énergétique appelé mudras. L'articulation des mots est en syntonie avec ce que le corps exprime dans le meilleur cas. Le mot a une vibration énergétique qui nous permet de relier la parole aussi aux mudras.

– **Vac** (la parole) : la voix nous permet d'exprimer nos pensées, la parole est l'écho d'une vibration. Il y a des mots et des mudras qui vont bien ensemble, comme pour relier différents sens dans un même focus. C'est d'ailleurs pourquoi, sur chaque page de mudra de ce livre, un mantra est proposé pour accompagner l'introspection méditative.
– **Pani** (les mains) : les mains sont les architectes de la transformation, au cœur de la pratique même des mudras. Chaque geste guide l'énergie et raconte une histoire subtile.
– **Pada** (les pieds) : symboles du mouvement, ils nous connectent à la Terre. Dans certaines postures et mudras, ils ancrent l'énergie et stabilisent notre centre (Pada Bandha).
– **Payu** (l'anus) : organe d'élimination, il symbolise la purification. Mula Bandha mobilise cette zone pour transformer et sublimer l'énergie.
– **Upastha** (les organes génitaux) : lieu du potentiel créateur, ils incarnent la régénération et l'abondance. Les mudras dirigent cette énergie vers une expression spirituelle ou une guérison intérieure.

En maîtrisant les karmendriyas, les mudras deviennent des clés pour harmoniser les actions avec des intentions éclairées, transformant chaque mouvement, chaque action en offrande.

Lorsque ces organes fonctionnent en synergie avec les jnanendriyas (les organes de perception), une alchimie se crée : les perceptions s'affinent, les actions s'alignent, et la ou le pratiquant·e découvre une unité entre les couches matérielle et spirituelle de son être.

- **Les koshas (les couches de l'être)**

Selon le yoga, les pancha koshas sont les cinq enveloppes constituantes de l'être, reliant le corps au spirituel. Ces couches, imbriquées comme des poupées russes, fonctionnent en harmonie, et leur équilibre est essentiel pour accéder à notre essence profonde et pure. Les mudras, dans leur puissance discrète, offrent des outils pour harmoniser ces couches, ouvrant des chemins vers l'épanouissement intérieur et la connexion universelle.

Chaque couche de corps connaît différents accès, qui finalement se font écho, du plus concret au plus immatériel :

- **Anna-maya** (l'enveloppe physique)
  Le corps, temple de notre existence matérielle, est nourri par le mouvement, l'alimentation et un sommeil régénérateur. Des mudras choisies renforcent notre ancrage et notre stabilité, apportant équilibre et vitalité, connexion à l'élément Terre.
- **Prana-maya** (l'enveloppe énergétique)
  Cette couche est animée par le souffle vital (prana), qui circule dans tout notre être. Les mudras, de manière générale, amplifient et régulent le flux énergétique, restaurant la vitalité et équilibrant les systèmes internes. Certaines stimulent particulièrement la circulation et l'ascension de l'énergie somnolente, la Kundalini.
- **Mano-maya** (l'enveloppe mentale)
  Siège des pensées et des émotions, cette enveloppe est directement influencée par nos perceptions sensorielles. Certaines mudras apaisent les fluctuations mentales, réduisant le stress, et clarifient l'esprit, offrant une sérénité profonde.
- **Vijnana-maya** (l'enveloppe intuitive)
  Lieu de la sagesse intérieure et de l'intuition, cette couche guide nos choix conscients. Nombre de mudras accompagnent la méditation et l'introspection, favorisant l'accès à une compréhension plus profonde de soi et de l'univers.
- **Ananda-maya** (l'enveloppe de béatitude)
  La plus subtile des couches, elle abrite la joie pure et l'union avec le divin. La pratique des mudras symbolise la dévotion et l'unité, et nous connecte à cet état d'harmonie universelle et de gratitude.

Les mudras agissent comme des clés sacrées, alignant nos perceptions, pensées et actions à travers ces enveloppes. Ces couches sont interdépendantes et interconnectées. Chaque geste dirige l'énergie vers l'intérieur, dissipe les blocages et lève les voiles qui obscurcissent notre lumière intérieure. En alignant ces couches, nous alignons notre vie tout entière, redécouvrant une réalité plus pleine, plus lumineuse et profondément connectée.

LES MUDRAS

POUR FAIRE BOUGER L'ÉNERGIE JUSQU'AU BOUT DES DOIGTS

Dans la philosophie du yoga, le prana, les nadis et la Kundalini forment un réseau subtil d'énergie qui unit corps, esprit et conscience. Les mudras renforcent cette cartographie, en ouvrant les chemins où circule l'énergie vitale. Chaque mudra guide le prana à travers les nadis, réveillant la force intérieure et harmonisant les flux énergétiques. Leur circulation concourt à un processus de transformation profonde. Les mudras sont une voie d'accès à une connexion intime avec notre essence.

- **Prana : le souffle de vie universel**

Le prana, souvent appelé « force vitale » est le souffle de vie universel, une énergie subtile qui anime l'univers, chaque être vivant, la force invisible qui infuse la vie elle-même, le mouvement et l'intelligence du cosmos. Présent dans chaque respiration, pensée et battement de cœur, le prana régule nos fonctions physiques, mentales et émotionnelles.

Lorsque son flux est fluide, il nourrit le corps et apaise l'esprit, favorisant un état de santé et d'équilibre. Mais lorsqu'il est bloqué ou perturbé, il peut engendrer des déséquilibres évoluant en maladies. Les mudras, combinées aux pratiques comme le pranayama, deviennent des outils puissants pour rétablir l'harmonie. Chaque geste précis oriente le prana à travers les canaux subtils (nadis), transformant la respiration en une source de vitalité et d'éveil intérieur. Les mudras ne se contentent pas d'accompagner le souffle, ils en amplifient la portée.

- **Les nadis : les rivières de lumière intérieure**

Les nadis sont les canaux subtils par lesquels circule le prana, formant un réseau lumineux qui irrigue tout notre corps, tel un système de rivières énergétiques. Parmi les 72 000 nadis mentionnés dans les textes anciens, trois se distinguent par leur rôle central :

– **Ida Nadi**, lié à la lune, représente l'intuition et l'énergie féminine. Il circule sur le côté gauche du corps, apportant calme et réflexion.
– **Pingala Nadi**, associé au soleil, incarne l'action et l'énergie masculine. Il traverse le côté droit du corps, stimulant dynamisme et vitalité.
– **Sushumna Nadi**, le canal central, longe la colonne vertébrale et relie les chakras. C'est le chemin de l'éveil spirituel.

Ida et Pingala serpentent autour de Sushumna en un motif spiralé, illustrant l'union des énergies complémentaires. Ce n'est que lorsque ces deux courants sont parfaitement équilibrés que Sushumna peut s'ouvrir, préparant la voie pour l'ascension de la Kundalini, cette énergie spirituelle latente.

Les mudras, par leurs gestes sacrés, jouent un rôle essentiel dans cet équilibre. Leur pratique canalise le prana à travers les nadis, favorisant leur harmonisation et stimulant l'ouverture de Sushumna. Chaque mudra devient alors une invitation à l'équilibre intérieur, transformant notre énergie en une force d'éveil et de transformation spirituelle.

- **La Kundalini : l'énergie somnolente**

Kundalini est décrite comme une énergie spirituelle latente, symbolisée par un serpent enroulé trois fois et demie à la base de la colonne vertébrale, dans le Muladhara Chakra (chakra racine). Cette force puissante est une forme concentrée de prana, une énergie dormante qui attend d'être éveillée pour libérer son potentiel transformateur.

L'éveil de la Kundalini est un événement marquant dans le chemin spirituel. Lorsque cette énergie est activée par des pratiques spécifiques telles que les asanas, les pranayamas, les bandhas et les mudras, elle monte à travers le Sushumna Nadi, traversant les chakras un par un. Chaque chakra ouvert permet à la conscience de s'élargir, jusqu'à atteindre l'illumination spirituelle dans le Sahasrara Chakra (chakra couronne).

Cependant, cette montée nécessite une préparation profonde, car un éveil prématuré ou déséquilibré de la Kundalini peut provoquer des perturbations physiques, émotionnelles et mentales. Les yogis et yoginis insistent sur l'importance d'un·e guide expérimenté·e pour accompagner ce processus sacré.

Les mudras, par leur simplicité apparente, cachent une puissance subtile et transformatrice. Elles agissent comme des antennes réceptives et des interrupteurs énergétiques, permettant de diriger le prana à travers les nadis et de stimuler l'éveil de la Kundalini de manière sécurisée et harmonieuse.

Les mudras jouent un rôle unique dans ce processus d'éveil. Par des gestes précis des mains, elles canalisent l'énergie, activant les centres énergétiques tout en guidant la Kundalini de manière contrôlée à travers les chakras. Des mudras comme Khechari mudra ou Yoni mudra, par exemple, sont spécifiquement associées à l'éveil de cette énergie latente, facilitant son ascension harmonieuse. Elles permettent non seulement de stimuler l'énergie spirituelle, mais aussi de maintenir l'équilibre nécessaire pour une progression sûre et éclairée. Ainsi, chaque mudra devient un pont entre le physique et le subtil, rendant l'éveil de la Kundalini à la fois accessible et aligné avec la quête intérieure.

Prana, nadis et Kundalini ne sont pas seulement des concepts théoriques ; ils sont les forces vivantes qui façonnent notre voyage intérieur. Grâce aux pratiques yogiques et aux mudras, nous pouvons non seulement les comprendre, mais aussi les expérimenter directement, révélant les profondeurs infinies de notre être.

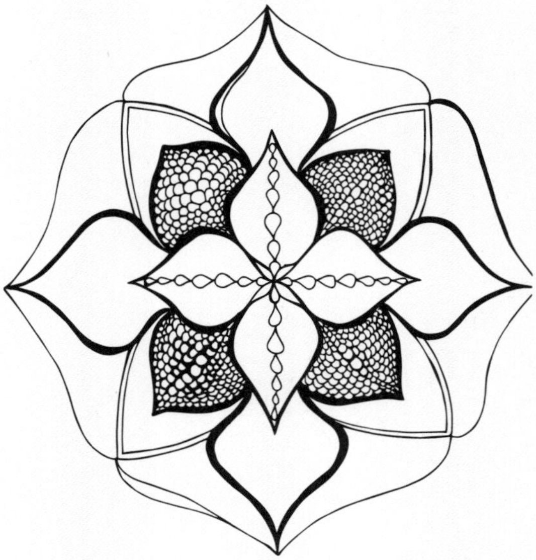

LES MUDRAS,

UN OUTIL DE CONNEXION AUX CHAKRAS

Les chakras sont des centres énergétiques situés le long de la colonne vertébrale, décrits dans la tradition yogique comme des roues tournantes de lumière. Ils ne sont pas simplement des notions symboliques ; ils représentent des ponts entre le corps physique, l'esprit et le spirituel. Chaque chakra est intimement connecté à des aspects spécifiques de notre être : nos émotions, nos pensées, nos comportements et notre énergie vitale (prana). Les chakras sont associés aux glandes endocrines, qui sécrètent des hormones jouant un rôle clé dans la régulation des fonctions physiologiques.

L'alignement des chakras est essentiel pour l'harmonie intérieure. Lorsque ces centres sont équilibrés, nous ressentons un sentiment de bien-être, de vitalité et d'unité. Mais lorsqu'ils sont bloqués ou déséquilibrés, des troubles émotionnels, mentaux ou physiques peuvent se manifester. Pratiquer des mudras permet de connecter ces chakras et il est donc intéressant de connaître les différents points.

- **Muladhara Chakra (chakra racine, glandes surrénales)**

Situé à la base de la colonne vertébrale, il représente le fondement de notre existence. Il est le centre de l'ancrage, de la sécurité et de la survie.

– Équilibré, il nous procure un sentiment de stabilité, comme un arbre solidement enraciné. Nous nous sentons confiant·es, en sécurité et en harmonie avec le monde matériel.
– Déséquilibré, il peut engendrer des peurs irrationnelles, des insécurités ou un sentiment d'instabilité.

→ Pratiquez des mudras comme Prithvi mudra pour renforcer votre connexion à la Terre.

- **Svadhisthana Chakra (chakra sacré, glandes sexuelles)**

Situé juste en dessous du nombril, il est le centre de la créativité, des émotions et du plaisir.

– Il nous permet de vivre avec fluidité, de ressentir et de cultiver des relations épanouissantes.
– Ce chakra peut être bloqué par des sentiments de culpabilité ou de dépendance, ou, à l'inverse, devenir hyperactif, entraînant une surstimulation émotionnelle.

→ La danse intuitive, les méditations aquatiques et des mudras telles que Varuna mudra sont particulièrement efficaces pour équilibrer ce centre.

- **Manipura Chakra (chakra du plexus solaire, pancréas)**

Situé au niveau du plexus solaire, il est le siège du pouvoir personnel, de la volonté et de la transformation.

– Lorsqu'il est aligné, il renforce la confiance en soi, la clarté dans la prise de décisions et une énergie rayonnante.

– Les blocages dans ce chakra se manifestent par un sentiment d'impuissance, de frustration ou des accès de colère.

→ La pratique de Ksepana mudra active le feu transformateur et renforce la volonté ainsi que la confiance en soi.

- **Anahata Chakra (chakra du cœur, thymus)**

Au centre de la poitrine, il est le point d'équilibre entre les chakras inférieurs (physiques) et supérieurs (spirituels).

– C'est le centre de l'amour inconditionnel, du pardon et de la guérison émotionnelle.
– Anahata bloqué peut entraîner de la tristesse, de la douleur émotionnelle ou une incapacité à faire confiance.

→ Les pratiques de gratitude, les méditations guidées sur l'amour et des mudras comme Hridaya mudra sont puissantes pour ouvrir le cœur.

- **Vishuddha Chakra (chakra de la gorge, thyroïde)**

Au niveau de la gorge, il est le centre de la communication et de l'expression authentique.

– Lorsqu'il est harmonisé, il permet une expression claire et honnête, et favorise une créativité fluide.
– Un déséquilibre peut causer des problèmes de communication, de timidité ou des blocages émotionnels.

→ Chantez des mantras comme « Ham », le son du chakra de la gorge, ou pratiquez des mudras telles que Akasha mudra.

- **Ajna Chakra (chakra du troisième œil, glande pinéale)**

Entre les sourcils, il est le siège de l'intuition, de la sagesse et de la vision claire.

– Un Ajna équilibré apporte clarté mentale, discernement et une intuition affinée.
– Bloqué, il peut engendrer de la confusion, des illusions ou un manque de perspective.

→ Méditez avec les yeux fermés, en concentrant votre attention sur ce point, et pratiquez des mudras comme Kalesvara mudra.

- **Sahasrara Chakra (chakra couronne, glande pituitaire)**

Au sommet de la tête, il est le centre de l'éveil spirituel et de la connexion au divin.

– Lorsqu'il est ouvert, il apporte une profonde paix intérieure et une compréhension spirituelle.
– Un déséquilibre peut provoquer un sentiment de déconnexion ou de confusion spirituelle.

→ Pratiquez des méditations silencieuses, des visualisations sur la lumière et utilisez des mudras comme Uttarabodhi mudra.

Les chakras ne fonctionnent pas isolément. Lorsque l'Ajna, pôle d'énergie positive, s'éveille, il attire l'énergie de la Kundalini qui réside dans le Muladhara, pôle négatif. Cette ascension à travers les chakras active les centres énergétiques un à un (pas forcément dans l'ordre ascensionnel), créant un chemin d'illumination et d'unité intérieure.

Les mudras, en équilibrant ces centres, jouent un rôle crucial dans cet éveil, guidant l'énergie de manière fluide et harmonieuse. Elles sont des clés pour aligner les chakras et ouvrir les portails vers une vie enrichie d'intuition, de clarté et de sérénité.

LES MUDRAS

OUVRENT LES PORTAILS DU DIVIN

Le yoga est une quête universelle, libre et personnelle, où chaque divinité devient un miroir de nos aspirations profondes et de nos dimensions invisibles. Les dieux ne sont pas des figures autoritaires imposant des lois immuables, mais des archétypes puissants et des forces cosmiques avec lesquelles nous pouvons entrer en syntonie. À travers eux, le yogi ou la yogini n'adore pas un pouvoir extérieur, mais cultive une relation intime avec le sacré en soi.

En Inde, la dévotion est une force vibrante qui imprègne tous les aspects de la vie. Elle n'est pas un simple acte de foi, mais une énergie diffuse ambiante où chaque émotion, chaque action devient une offrande. Dans les temples bondés, les processions colorées, les rituels quotidiens ou les fêtes qui rythment l'année, la spiritualité indienne transcende les frontières entre le sacré et le profane.

Pour un regard extérieur, cette ferveur peut sembler excessive, tant elle déborde de passion, de rigueur et d'un parfum palpable. Mais cette exubérance est l'expression d'un désir de connexion profonde, pour faire vibrer son existence au rythme de l'univers.

Les mudras jouent un rôle central dans le dialogue entre l'humain et le divin. Elles agissent comme des clés pour invoquer, honorer et canaliser l'énergie des dieux.

En pratiquant ces mudras, le yogi ou la yogini devient un canal vivant pour les bénédictions divines. Chaque geste sacré est une offrande de soi, une antenne vibratoire qui relie la ou le pratiquant·e aux forces incarnées par les divinités, une invitation au divin à s'exprimer à travers notre être.

Il est donc intéressant de connaître le panthéon hindou, d'une richesse inégalée, où des milliers de divinités incarnent les innombrables facettes de l'existence humaine et cosmique. Ces dieux ne sont pas des abstractions, mais des présences vivantes et dynamiques, avec lesquelles les dévots tissent des relations personnelles. Ils protègent, détruisent, préservent, enseignent, reflétant ainsi le spectre des contradictions humaines.

Les dieux hindous fonctionnent souvent en triades ou en couples, incarnant les forces opposées mais complémentaires de l'univers. Par exemple, la Trimurti, composée de Brahma (le créateur), Vishnu (le préservateur) et Shiva (le destructeur), illustre la nature cyclique de l'existence : naissance, continuité, dissolution. Ces trois forces, plutôt que de s'affronter, dansent ensemble pour maintenir l'équilibre cosmique.

Chaque dieu possède également une multitude d'incarnations et d'attributs symboliques. Vishnu, par exemple, descend sur terre sous forme d'avatars pour restaurer l'ordre divin (dharma), rappelant que le divin est prêt à se manifester pour soutenir et guider l'humanité.

La spiritualité hindoue transcende la dualité entre bien et mal, sacré et profane. Dans cette vision du monde, chaque émotion humaine – joie, colère, peur, amour – devient une expression du divin. Les dieux eux-mêmes incarnent cette complexité : ils sont bienveillants et colériques, protecteurs et destructeurs, reflétant ainsi les paradoxes de l'existence.

Les mudras, en canalisant ces forces, permettent à la pratiquante ou au pratiquant de naviguer dans cet univers d'émotions et d'énergies. À travers elles, nous réveillons le sacré en nous, créant ce pont entre l'humain et le cosmos.

Les mudras, par leur puissance subtile, nous rappellent que nous portons en nous cette étincelle divine. Elles nous invitent à transformer nos actions ordinaires en actes sacrés et à devenir, à notre tour, des créateurs de lumière et d'harmonie.

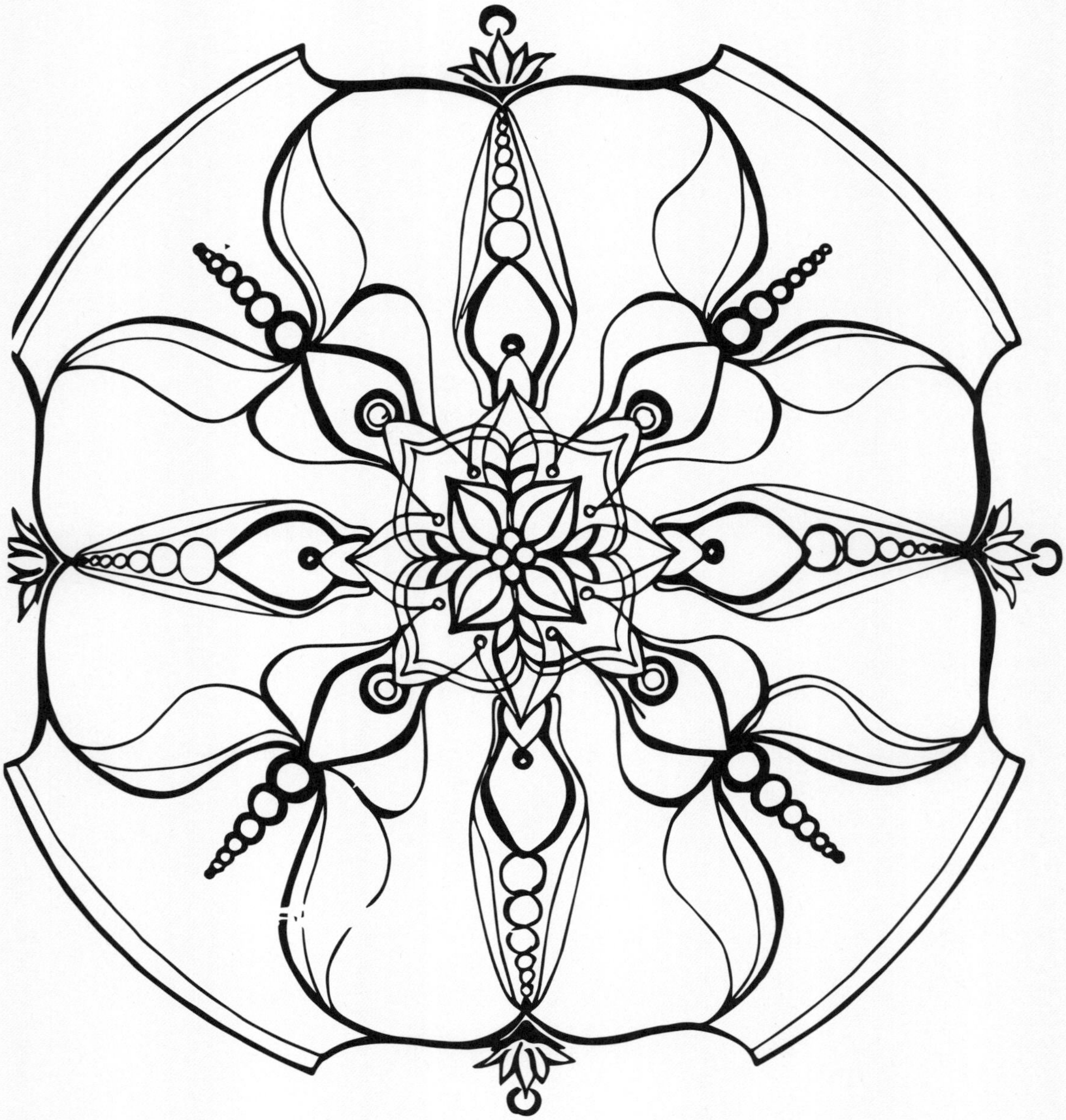

LES MUDRAS

MÈNENT AU BONHEUR

La pratique, au sens du yoga, dépasse la simple discipline. Elle est un espace sacré, une quête d'équilibre qui nourrit toutes les dimensions de notre être : physique, mentale, émotionnelle et énergétique. En s'adressant aux koshas (les différentes couches de notre existence), la pratique crée une harmonie intérieure, révélant un sens profond du bonheur.

Par définition, une pratique est continue (et plus ou moins fréquente), sans point final ni accomplissement définitif. Elle est une exploration mouvante où l'on observe, relativise et s'adonne à un art de vivre. La pratique inclut une forme de répétition, mais dépasse l'action mécanique lorsqu'on y insuffle de la curiosité. Elle est alors un acte incarné, conscient et intentionnel.

La pratique crée un espace où l'on peut s'épanouir en profondeur. Grâce au yoga et notamment aux mudras, elle devient un dialogue vivant entre le corps, le mental et l'énergie. Cette recherche avérée d'alignement nourrit notre intérieur, nous offrant une connexion entre action et lâcher-prise.

Le bonheur, loin d'être une destination à atteindre, est une force à révéler en soi, telle une sculpture raffinée déjà contenue dans la roche grossière. Cette expérience subjective se nourrit de valeurs universelles comme la dignité, la liberté et la libération. Tout repose sur le système de croyances que l'on choisit d'adopter : préfère-t-on le chemin de la souffrance (*no pain, no gain* : sans souffrance, pas de récompense) ou celui de la joie consciente (*effortless flawness* : une idée de grâce apparente avec un moindre effort), en écoutant ce qui nous fait vibrer et nous rend plus vivant·es ?

Cultiver une pratique personnelle nécessite : clarté dans les priorités et alignement avec nos valeurs. Elle incarne le chemin entre nos aspirations et notre présent, une boussole qui nous guide avec cohérence. La répétition des exercices, bien qu'elle puisse sembler fastidieuse, est essentielle pour intégrer le corps, le mental et les émotions, et faire émerger une véritable tranquillité intérieure. La pratique est également reconnue pour calmer les pensées erratiques, réduire le stress et l'anxiété, et nous offrir des « instants d'éternité », des « espaces de suspension » comme j'aime les appeler, où le mental se libère des préoccupations du passé et des incertitudes du futur.

C'est dans les petites actions quotidiennes que résident les grands changements. Chaque geste, réalisé avec attention et présence, contribue à bâtir une vie d'épanouissement. Des intentions naissent les actions, les actions se transforment en habitudes, et les habitudes façonnent notre identité. L'attention aux détails dans ces gestes quotidiens crée une belle image globale, une vie en harmonie avec nos aspirations.

La pratique des mudras est une piqûre de rappel pour débloquer l'accès à un bonheur durable et authentique.

Prendre soin de soi est une intention noble, mais transformer cette intention en action durable peut s'avérer difficile. Plusieurs obstacles viennent freiner notre chemin de transformation : le manque de constance et la difficulté à maintenir une pratique régulière dans la durée, la perception d'un manque de temps associée aux distractions et au rythme effréné de la vie moderne, l'absence d'outils adaptés, ou encore des objectifs irréalistes ou trop ambitieux qui ne tiennent pas compte de nos contraintes quotidiennes. Ils peuvent mener rapidement à la frustration et à l'abandon. La peur de l'échec, le manque de motivation à long terme et une tendance à se comparer aux autres peuvent aussi limiter notre capacité à persévérer.

Pour dépasser ces obstacles, il est essentiel de commencer « petit », en intégrant des pratiques simples, accessibles et alignées sur nos besoins actuels. En valorisant la progression plutôt que la perfection et en clarifiant nos priorités, nous construisons une pratique personnelle solide et durable. Chaque petit geste quotidien contribue à des transformations profondes et pérennes, honorant nos aspirations tout en respectant nos tempos.

Dans notre évolution spirituelle, les kleshas, identifiés dans les *Yoga Sutras* de Patanjali, sont des causes profondes de la souffrance, qui perturbent le mental et les émotions :

– **Avidya** : ignorance de la réalité ultime, racine de toutes les autres kleshas ;
– **Asmita** : identité erronée à l'égo, nous isolant des autres et du Tout ;
– **Raga** : attachement excessif aux plaisirs, rendant le bonheur dépendant de l'extérieur ;
– **Dvesha** : aversion envers l'inconfort, renforçant les tensions intérieures ;
– **Abhinivesha** : peur de la mort ou de l'inconnu, générant insécurité et anxiété.

Le yoga et les mudras offrent des outils puissants pour transcender ces afflictions. La pratique du discernement (viveka) développe la capacité à distinguer l'éphémère du *réel.*

La pratique régulière du yoga et des mudras nous connecte à des piliers essentiels du bien-être et de la spiritualité et nous aide à remédier à ces obstacles si humains. Ramener la conscience au corps avec les asanas, le pranayama et les kriyas (exercices de purification physique) permet d'aller plus loin dans l'intégration, de même qu'un repos régénérateur, une alimentation saine et une hydratation optimale. Les relations enrichissantes avec soi-même, les autres et des figures inspirantes sont un autre facteur de croissance personnelle. Le temps dans la nature restaure également tout notre système. Tout cela nous permet de nous connecter au présent, en valorisant la façon dont nous faisons les choses, avec passion et intention.

Dans la philosophie du yoga, le dharma est plus qu'un objectif ou une ambition, c'est un chemin de vie, une mission unique que l'on est venu accomplir dans cette existence. Ce n'est pas une idée pour laquelle on lutte, mais une force motrice qui émerge de nos profondeurs. Elle éveille une motivation capable de transformer les obstacles en opportunités de croissance, nous encourageant à grandir, à évoluer et à nous épanouir pleinement.

La vitalité, bien qu'intangible, est une expression de la force de vie, aussi insaisissable que le prana (énergie vitale). Si les indicateurs de santé physique peuvent être mesurés, cette énergie de l'âme échappe à la science. Pourtant, c'est elle qui nous fait rayonner, vibrer. Cette énergie, aussi connue comme le *chi* dans la tradition chinoise, est une joie palpable qui dépasse les chiffres et les estimations. La pratique régulière joue un rôle essentiel pour cultiver cette vitalité. Elle stabilise le système nerveux, nourrit le corps, et crée des espaces d'intégration et de célébration, où le mental, le corps et l'énergie trouvent leur équilibre.

La régularité de la pratique développe discipline et autonomie. En surmontant les obstacles par la constance, nous renforçons notre résilience émotionnelle et spirituelle. Cet ancrage profond nous permet de traverser les défis avec une confiance renouvelée, quelles que soient les circonstances extérieures. Ressentir que l'action est juste nous permet de construire l'estime et la confiance en soi.

Vivre en accord avec son dharma revient à aligner ses actions avec une force universelle. Cette pratique nourrit une santé active, où le système nerveux, le mental et le souffle se synchronisent pour maintenir une harmonie intérieure. Ce chemin, profondément individuel et sacré, devient un espace où l'épanouissement personnel rejoint la célébration de la vie.

La joie est une force magnétique, le moteur qui donne du sens à notre existence. Elle trouve son siège dans le cœur, cet espace sacré où résident l'intuition, la vulnérabilité et l'authenticité. Suivre la voie du cœur, c'est choisir une vie guidée par l'amour, la connexion, et la présence à soi et aux autres.

Pour vivre pleinement, il est essentiel d'harmoniser les trois centres énergétiques qui influencent notre perception et nos actions, en correspondance avec les chakras, mais avec une autre lecture.

- **Le centre instinctuel** (le bas-ventre) : il représente notre instinct de survie et nos émotions primaires, viscérales. C'est là que l'on ressent.
- **Le centre de l'intuition** (le cœur) : cet espace émotionnel est le siège de l'amour et de la joie, un espace où la vulnérabilité reconnue devient une force. C'est là qu'on respire.
- **Le centre intellectuel** (la tête) : ce centre cognitif permet de structurer nos pensées et d'intégrer nos expériences. C'est là que l'on pense.

Ces trois centres d'intelligence se font écho sans cesse. C'est parce qu'aujourd'hui notre intellect occupe une place prédominante que nous devons renouer avec le « sentir ». Nous pouvons visualiser l'importance de faire remonter l'énergie des tripes vers le cœur, et de descendre notre logique et notre raison vers le cœur. Penser avec le cœur et sentir avec la tête est l'équilibre subtil qui nous ancre dans une vie harmonieuse.

L'amour, dans sa dimension universelle, est une énergie transformatrice. Dans la philosophie yogique, les brahmaviharas ou qualités sublimes du cœur offrent une voie pour intégrer cette énergie dans la vie quotidienne :

- **Metta** (bienveillance) : être gentil et attentionné envers soi-même et les autres ;
- **Karuna** (compassion) : ressentir la souffrance d'autrui et y répondre par l'aide et le soutien ;
- **Mudita** (joie altruiste) : célébrer le bonheur des autres sans envie ni comparaison ;
- **Upekkha** (équanimité) : maintenir une attitude calme et équilibrée face aux fluctuations.

Ces pratiques ancrent l'amour dans des gestes simples et authentiques, en faisant du cœur un guide dans nos relations et nos actions. Suivre la voie du cœur, c'est aussi embrasser sa vulnérabilité, reconnaître sa propre humanité et se montrer authentique dans chaque interaction. C'est une invitation à vivre en cohérence avec soi-même, où la joie, l'amour et la paix intérieure deviennent le fil conducteur de notre existence. La voie du cœur, nourrie par une pratique quotidienne de bienveillance et de connexion, ouvre un espace de transformation où la vie prend tout son sens.

LES MUDRAS

SONT BEAUTÉ

La beauté, dans sa forme la plus pure, transcende les normes et les frontières culturelles pour toucher à l'essence même de l'univers. Elle est un reflet de l'ordre cosmique, un équilibre entre simplicité et complexité, entre chaos et harmonie. Dans les gestes, les formes et les compositions, elle incarne une géométrie sacrée, un langage universel qui relie la matière au mystère, le visible à l'invisible. Comme le dit Zach Bush, médecin et défenseur environnemental : « La beauté est le tissu de l'univers » : elle est ce qui donne naissance à l'amour, à la vie et à l'expansion. Ce n'est pas une beauté superficielle, mais une beauté réelle, qui nourrit l'âme et élève l'esprit. Elle réside dans l'authenticité, l'harmonie des proportions et l'émotion qu'elle évoque. Tout ce qui nous émeut contient une part de cette beauté universelle, qu'il s'agisse d'un paysage naturel, d'une œuvre d'art ou de la simplicité d'un geste sincère.

La géométrie sacrée, quant à elle, matérialise cette beauté en établissant un pont entre science et mysticisme. Les formes qui structurent l'univers – le cercle, la spirale, le triangle – traduisent des principes spirituels et cosmiques. Présente dans les cathédrales, les systèmes naturels ou encore dans les designs de la permaculture, la géométrie sacrée est une révérence à la nature, une invitation à œuvrer en synergie avec elle.

Dans cette vision, la création de beauté n'est pas un acte isolé, mais une danse avec l'univers. En pratiquant la beauté dans nos gestes, nos pensées et nos créations, nous honorons la connexion entre le visible et l'invisible, devenant des canaux pour la vie, la lumière et l'amour. Ainsi, chaque mudra, chaque contemplation de la nature, chaque moment de présence est une expression vivante de la beauté originelle qui sous-tend toute existence.

Les mudras, ces gestes symboliques et sacrés, sont une micro-manifestation de cette géométrie sacrée. Chaque position des doigts traduit une loi universelle, devenant un acte de communion avec l'harmonie originelle de l'univers. En pratiquant les mudras, nous ne faisons pas qu'exprimer la beauté : nous devenons cette beauté, un élément bienfaiteur dans l'interconnexion du cosmos. Ces gestes révèlent un lien subtil entre le microcosme de notre corps et le macrocosme de l'univers, alignant notre énergie avec celle du vivant. Les mudras, à la croisée de la tradition et de l'innovation, sont des outils vivants, des expressions de joie et des portails vers un bien-être profond.

LES MUDRAS

SERVENT LES DIFFÉRENTES VOIES DU YOGA

Le yoga, dans sa richesse et sa diversité, offre de multiples chemins pour explorer l'esprit, le corps et l'énergie. Bien que la pratique physique des asanas soit aujourd'hui la plus répandue, elle représente une évolution récente du Raja yoga, le yoga de l'expérimentation. Si l'exercice physique a toujours fait partie intégrante du yoga, son accent s'est intensifié au siècle dernier, peut-être pour compenser le déséquilibre moderne, où l'intellect et le raisonnement dominent nos vies. Ce retour au corps est une nécessité pour retrouver l'équilibre et l'harmonie.

Cependant, le yoga va bien au-delà des postures physiques : c'est avant tout une tradition méditative, où chaque geste devient un acte énergétique. Ce qui distingue une asana d'un simple exercice sportif, c'est justement sa dimension subtile, qui relie le physique à l'énergie.

Dans les écrits classiques comme les *Yoga Sutras* de Patanjali, le yoga est présenté comme un chemin d'ascèse, de discipline intérieure. Mais le tantra, dans sa philosophie originelle (loin des déformations commerciales actuelles), offre une approche accessible et inclusive, invitant à intégrer la spiritualité dans notre vie quotidienne. Là où la religion édicte des règles pour une communauté, la spiritualité est une quête intérieure, un jardin individuel que le yoga nous aide à cultiver.

Dans la tradition yogique, quatre grandes voies principales offrent des chemins uniques vers l'illumination, chacun répondant à des sensibilités et des besoins différents :

- **Raja yoga - Le yoga royal**
  – Le Raja yoga est le yoga de la maîtrise de soi. Par la méditation et la discipline, il vise à contrôler l'esprit et à atteindre l'éveil spirituel.
  – Sa pratique repose sur les huit branches du yoga (Ashtanga yoga), comprenant des étapes comme la méditation profonde (Dhyana) et l'union spirituelle (Samadhi).

  → Les mudras jouent un rôle clé pour canaliser l'énergie, stabiliser l'esprit, et harmoniser le corps et l'âme.

- **Bhakti yoga - Le yoga de la dévotion**
  – Le Bhakti yoga est la voie de l'amour inconditionnel et de la dévotion au divin.
  – Les pratiques incluent les prières, les chants sacrés (kirtan) et le service désintéressé (seva).

  → La méditation repose sur la récitation de mantras ou la visualisation d'images divines, amplifiée par l'utilisation des mudras pour intensifier les émotions et établir une connexion profonde avec l'objet de dévotion.

- **Karma yoga - Le yoga de l'action désintéressée**
  – Le Karma yoga est le chemin de l'action pure, où chaque acte est accompli sans attachement au résultat.

– En agissant avec conscience et présence, on purifie son cœur, transcende l'égoïsme et développe une compréhension plus élevée de la vie.

→ Les mudras, bien que moins centrales ici, peuvent aider à stabiliser l'intention et à insuffler une dévotion silencieuse dans chaque action.

- **Jnana yoga - Le yoga de la connaissance**
  – Le Jnana yoga est la voie de la sagesse et de la connaissance. Il vise à discerner l'illusion (maya) de la réalité, en explorant des questions philosophiques et métaphysiques.
  – La méditation dans cette voie est une introspection profonde, orientée vers la contemplation du Soi (Atman) et de l'Absolu (Brahman).

  → Les mudras soutiennent la concentration mentale et l'alignement énergétique, essentiels pour ce chemin introspectif et intellectuel.

Ces quatre voies, bien que distinctes, sont complémentaires. Dans la pratique quotidienne, elles s'entrelacent pour offrir un chemin équilibré et holistique vers l'éveil spirituel. Que l'on emprunte la voie de l'amour, de la sagesse, de l'action ou de la discipline, le yoga nous invite à danser avec la vie, à cultiver notre jardin intérieur et à découvrir l'union entre l'éphémère et l'infini.

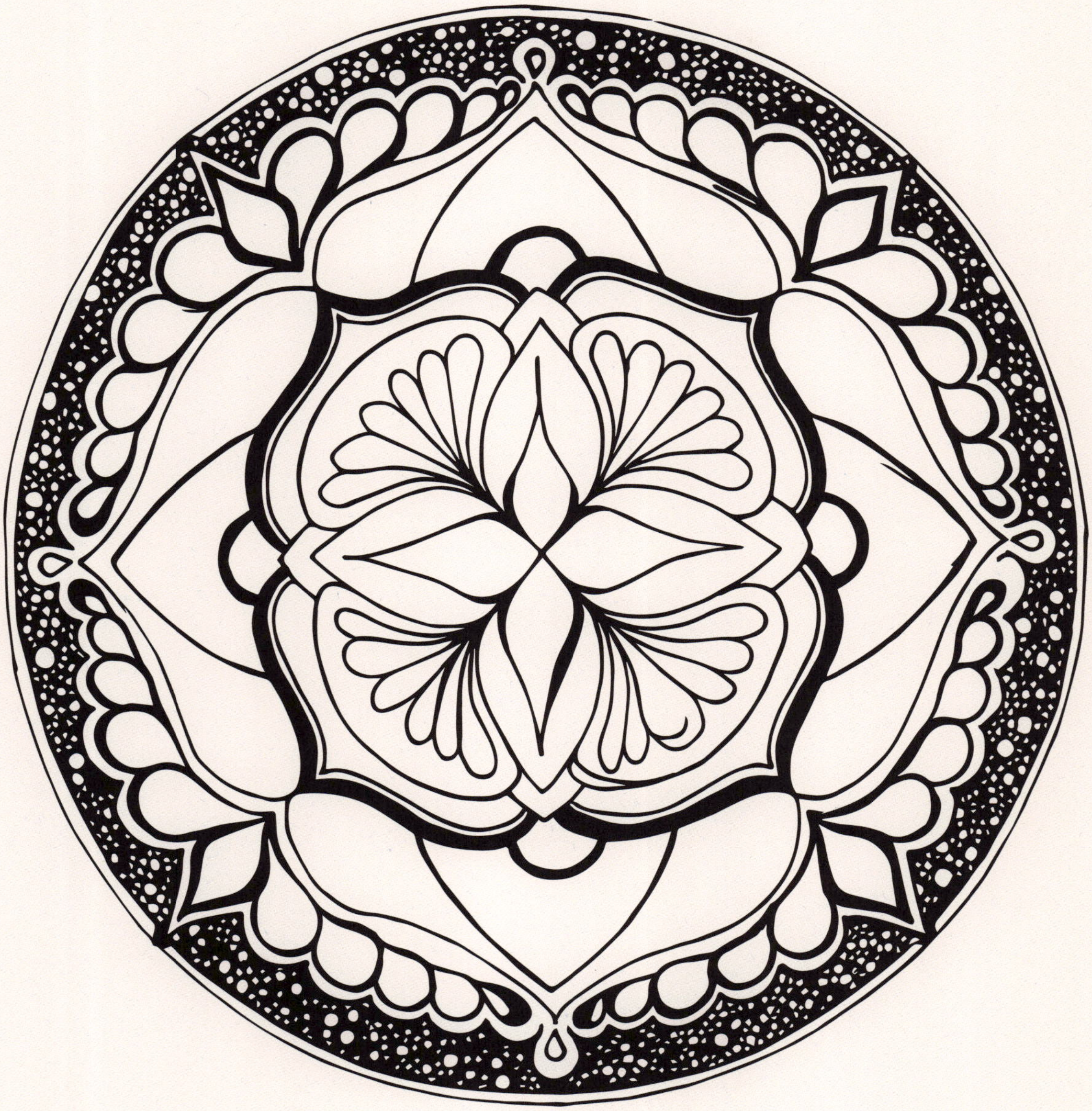

MUDRAS
CLASSIQUES ET INSOUPÇONNÉES

INTRODUCTION

À travers les pratiques physiques (les asanas), le souffle (le pranayama) et la méditation (Pratyahara, Dhyana, Dharana et Samadhi), le yoga offre les outils pour réguler notre organisme et nous libérer des illusions, ouvrant la voie à une vie saine, heureuse et épanouissante. Les mudras sont l'une des clés qui permettent d'accéder à des fragments de conscience, portant en elles une essence méditative.

Alors qu'il existe peu de littérature consacrée aux mudras – malgré leur immense potentiel –, ce qui rend la pratique floue et peu abordable, l'exploration présentée au fil de ces pages se veut un pont entre tradition et modernité, un appel à la créativité, un retour au sens profond comme outil de connexion et de régénération.

Les mudras canalisent l'énergie avec une précision intentionnelle. Elles peuvent être réalisées avec différentes parties du corps et ont alors des appellations spécifiques :

- **Les Kaya mudras – Le corps entier, incluant la posture**
  Ces mudras engagent le corps entier dans des postures spécifiques, souvent utilisées pour la méditation et l'élévation spirituelle.

- **Les bandhas : mudras intérieures – Des verrous énergétiques internes**
  Les trois principaux bandhas impliquent différentes zones corporelles :

  – le plancher pelvien : Mula Bandha ;
  – les pieds : Pada Bandha ;
  – les mains : Hasta Bandha.

- **Les Adhara mudras – Le plancher pelvien**
  Ces mudras se concentrent sur les zones autour du plancher pelvien incluant le périnée, l'anus et les organes génitaux.

- **Les Mana mudras – Le visage et ses expressions**
  Ces mudras concernent les parties du visage que l'on peut stimuler musculairement de façon volontaire :

  – la bouche : Asya mudras ;
  – les yeux : Drishti mudras.

- **Une mudra de l'esprit – La méditation**
  Les mudras agissent comme des vases communicants entre le corps physique et l'énergie qu'il contient, mais aussi avec celle qui l'englobe – le corps est à la fois le contenant et le contenu. Ce lien délicat est une invitation à la méditation, car chaque mudra porte intrinsèquement une qualité méditative, un pont entre ces dimensions.

Nous réservons les mudras des mains, probablement les plus connues, mais dont il reste tant à découvrir, à la dernière partie de ce livre, leur vaste répertoire constituant une discipline à part entière.

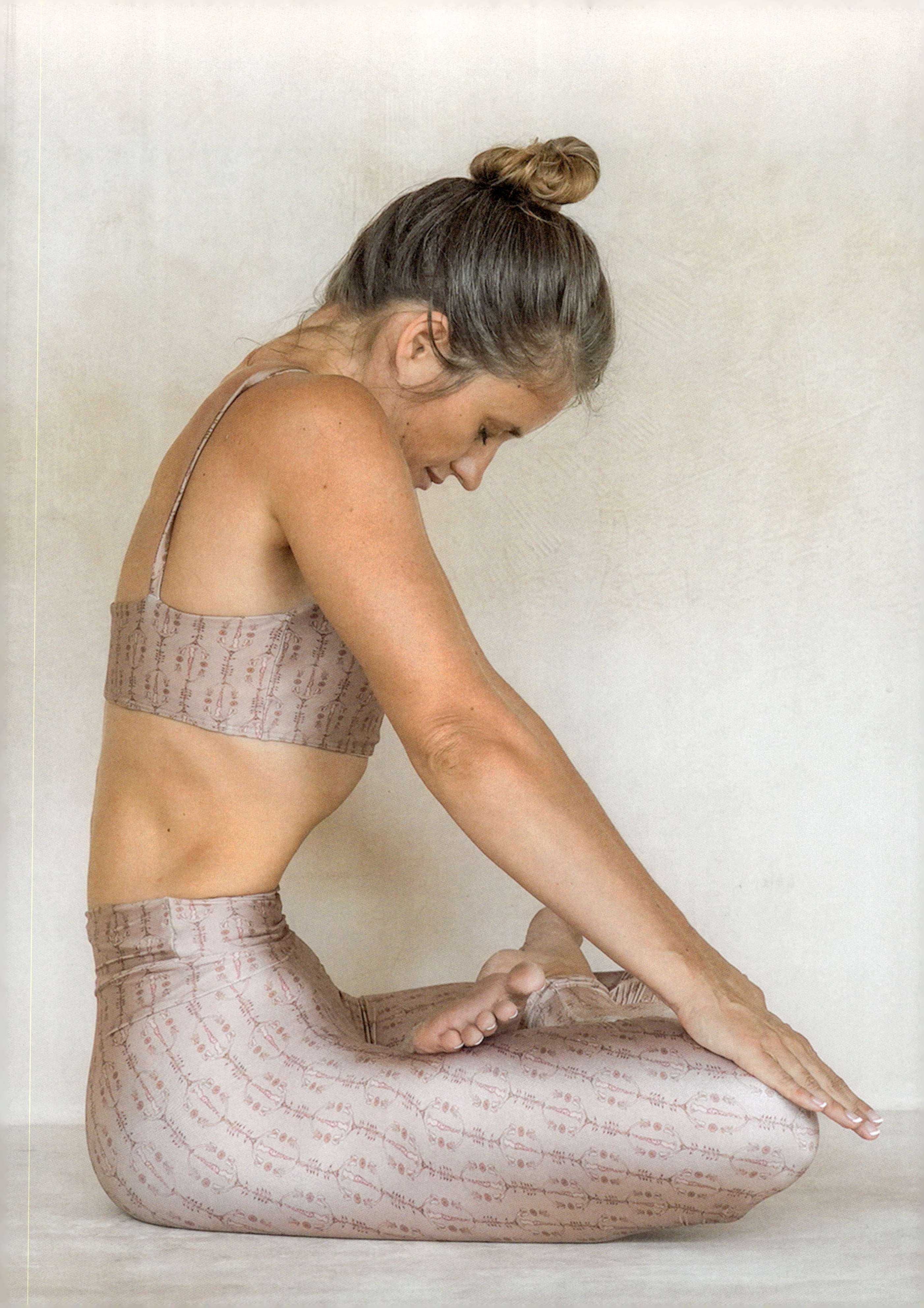

LES KAYA MUDRAS,

QUAND L'ASANA DEVIENT MUDRA

On associe souvent les mudras aux gestes des mains, mais en comprenant leur essence énergétique, il devient clair que l'asana elle-même peut être une mudra, une attitude énergétique et symbolique. Les Kaya mudras représentent cette synergie, où les postures impliquent l'ensemble du corps et transcendent leur fonction purement physique.

Ces asanas, qui unissent des dimensions physiques, mentales, et énergétiques deviennent bien plus que des positions statiques : elles incarnent une géométrie sacrée, dirigeant le prana (énergie vitale) de manière intentionnelle pour approfondir l'expérience spirituelle.

Les mudras répertoriées ci-dessous sont décrites dans les textes anciens tels que le *Hatha Yoga Pradipika* et la *Gheranda Samhita*. Si certaines d'entre elles évoquent des formes familières dans le yoga moderne, leur essence énergétique s'y déploie sous un prisme différent. Ici, c'est l'intention subtile, au-delà de la posture physique, et la circulation des énergies qui tissent l'enjeu de la pratique.

Les Kaya mudras sont une invitation à infuser l'énergie de la forme, pour toucher l'essence, faire du mouvement une méditation, une clé vers des dimensions plus profondes d'observation et de ressenti.

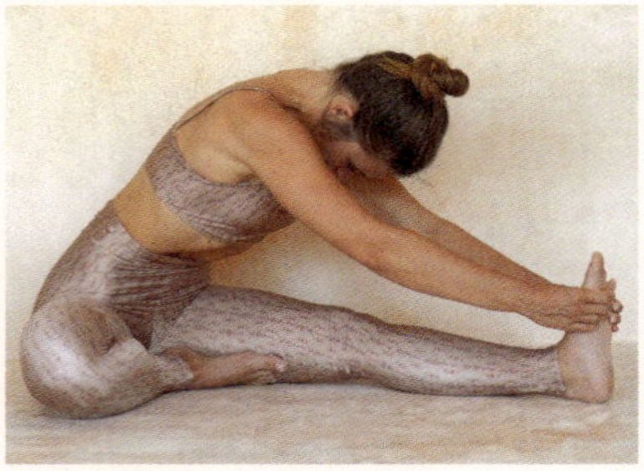

- **Maha mudra – Le grand verrou énergétique**
  En position assise avec une jambe tendue et l'autre repliée, le talon presse le périnée. Les mains attrapent le pied de la jambe tendue, et le souffle est retenu (kumbhaka).
  → Élimine les kleshas (ignorance, égoïsme, désir, haine, attachement à la vie).
  → Purifie les nadis et équilibre les énergies internes.

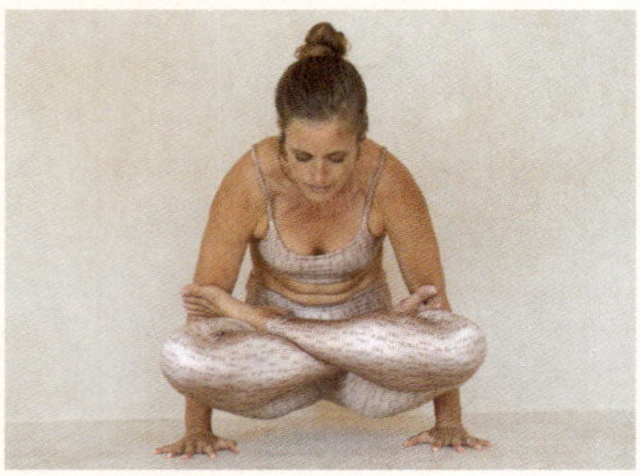

- **Maha vedha – La grande percée (transcendance)**
  Depuis la position de lotus, le corps est soulevé avec les bras, puis redescendu doucement au sol, en maintenant Mula Bandha actif.
  → Active Muladhara Chakra.
  → Éveille la Kundalini et harmonise les énergies vitales.

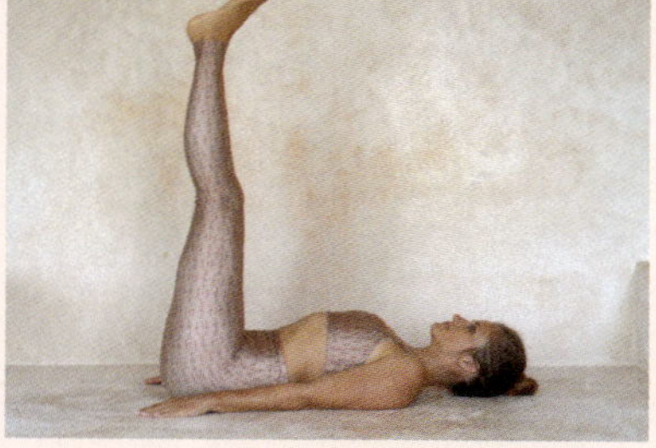

- **Viparita karani mudra – Le geste des jambes verticales**
  Allongé·e sur le dos, jambes levées verticalement, avec ou sans support.
  → Favorise la circulation sanguine et lymphatique.
  → Apaise le mental et réduit le stress.

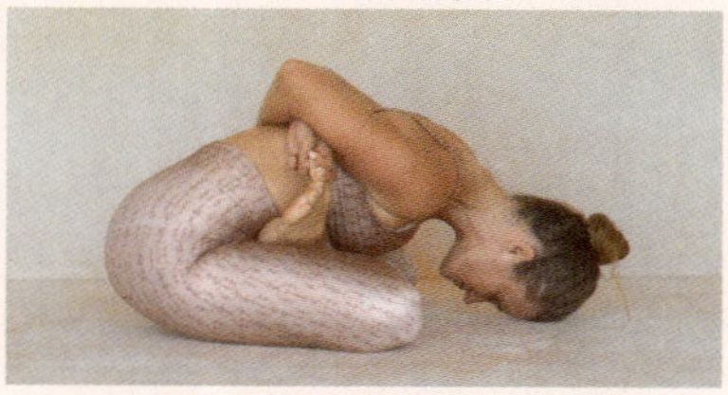

- **Yoga mudrasana – Le sceau de l'union psychique**
  Depuis la posture assise, le corps se penche en avant, les bras croisés dans le dos en attrapant les coudes ou les pieds opposés.
  → Stimule les chakras inférieurs.
  → Favorise une introspection profonde et calme le mental.

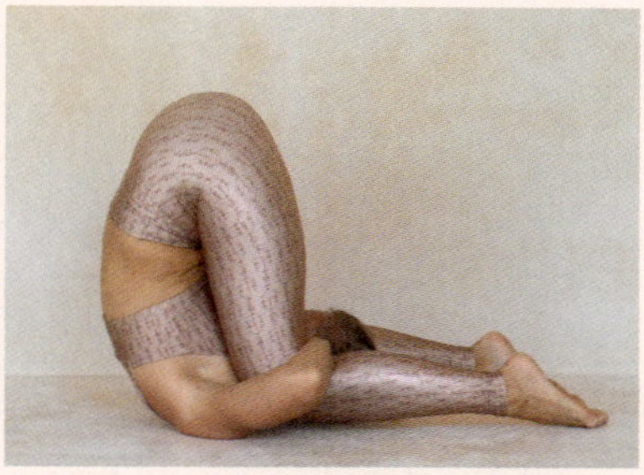

- **Pashinee mudra – Le sceau de la corde liée**
  Le corps est replié, les jambes passées derrière la tête, formant une boucle.
  → Étire intensément la colonne vertébrale.
  → Masse les organes abdominaux et améliore la digestion.

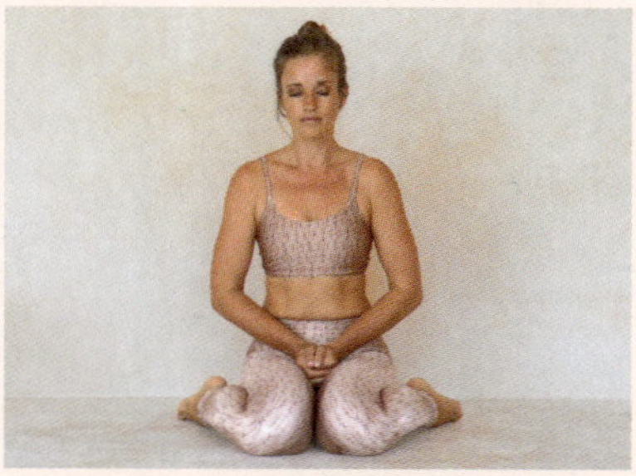

- **Manduki mudra – Le geste de la grenouille**
  L'assise se fait entre les talons. Une hauteur peut être apposée pour soulager les genoux si besoin.
  → Stimule la digestion et équilibre les énergies praniques.

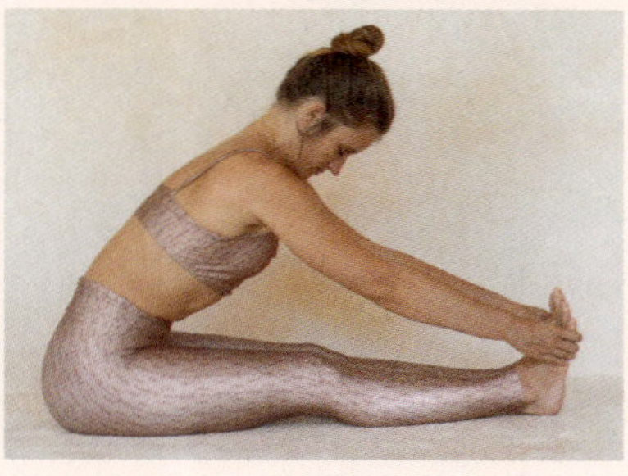

- **Tadagi mudra – La technique de l'abdomen en tonneau**
  Depuis une position assise, l'abdomen est creusé, tiré vers l'intérieur et vers le haut, le buste penché vers l'avant.
  → Renforce les muscles abdominaux et stabilise les émotions.
  → Purifie les organes internes et stimule le Manipura Chakra.

LES BANDHAS,

MUDRAS INTÉRIEURES

En yoga, les bandhas sont des verrous énergétiques, des gestes internes qui concentrent et stabilisent le prana (énergie vitale) dans des zones spécifiques du corps. Contrairement à une contraction musculaire classique, ils combinent maîtrise anatomique et intention énergétique, scellant des espaces entre différentes fonctions corporelles et subtiles. Il existe trois principaux bandhas :

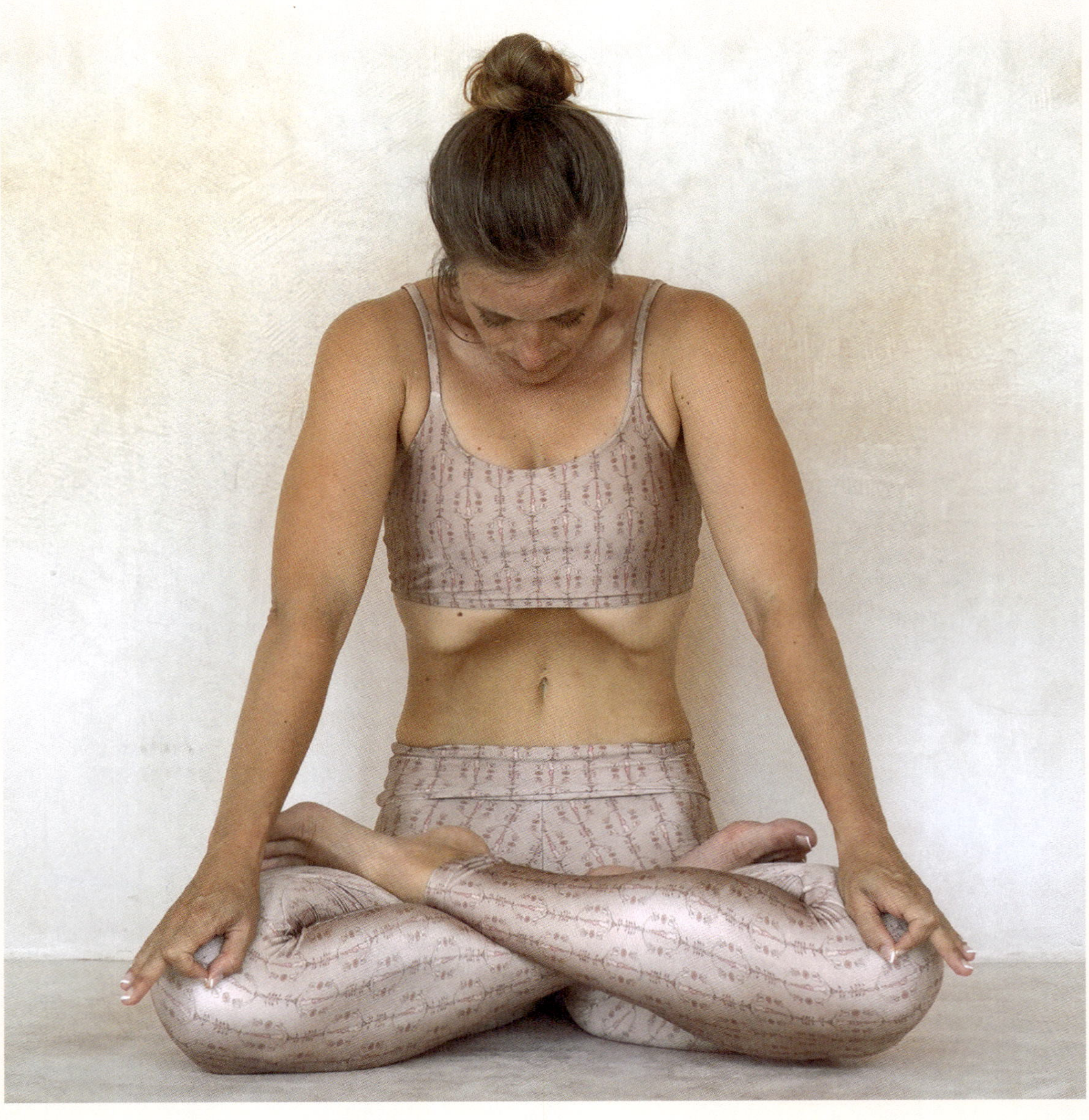

Maha Bandha est l'engagement des 3 bandhas (Mula, Uddiyana et Jalandhara).

- **Mula Bandha – La serrure de la racine**
  Cette contraction subtile du périnée, entre les organes génitaux et l'anus, stabilise l'énergie à la base de notre tronc. Elle permet l'Éveil de la Kundalini, renforce les organes génitaux et stabilise les énergies internes.

  On parle souvent de la contraction de l'anus pour engager Mula Bandha, mais c'est en réalité un engagement plus subtil qui est opéré au niveau du périnée. Dit « diaphragme pelvien », le périnée est un ensemble complexe de muscles, ligaments et tissus conjonctifs formant un plancher qui soutient les organes pelviens (vessie, rectum, utérus chez la femme, prostate chez l'homme). Situé entre l'anus et les organes génitaux, il agit comme un régulateur de la pression au sein du bassin, tout en séparant les fonctions digestives des fonctions reproductives.

ACTIVATION DU PÉRINÉE

De manière involontaire, le périnée se contracte pour assurer la continence, prévenant ainsi les fuites urinaires et fécales. Il est également sollicité lors de la toux, de l'éternuement ou des efforts physiques pour protéger les organes internes.

Lorsqu'il est activé de manière volontaire, le périnée engage les muscles centraux (*core*) en coordination avec les abdominaux, stabilisant la colonne vertébrale et apportant un soutien postural. Cette contraction volontaire, essentielle dans des pratiques comme Mula Bandha, joue un rôle clé dans le contrôle musculaire, en dirigeant l'énergie vitale (Kundalini) depuis la base de la colonne vertébrale vers des centres énergétiques supérieurs.

- **Uddiyana Bandha – La serrure abdominale**
  Après une expiration complète, le diaphragme est tiré vers le haut, creusant la cavité abdominale. La respiration stimule les organes digestifs, purifie les nadis, fait monter le prana dans le canal central (Sushumna).

  Le diaphragme thoracique, connu comme « muscle diaphragme », joue un rôle clé dans la respiration. Ce muscle en forme de dôme, situé entre la cavité thoracique et la cavité abdominale, agit comme une barrière séparant, mais aussi reliant, les fonctions respiratoires et digestives. Ce muscle essentiel régule la pression entre ces deux cavités, permettant ainsi une interaction harmonieuse entre les organes qui y résident.

ACTIVATION DU DIAPHRAGME

Lors de la respiration naturelle, le diaphragme se contracte et se relâche de manière involontaire, sous le contrôle du système nerveux autonome. Lors de l'inspiration, il descend pour augmenter le volume des poumons et permettre l'entrée de l'air. À l'expiration, il remonte, facilitant l'évacuation de l'air. Ce mouvement automatique est indispensable à la respiration continue et fluide.

Cependant, le diaphragme peut également être engagé de manière volontaire dans des pratiques spécifiques, notamment en yoga, en chant ou en techniques de respiration profonde.

- **Jalandhara Bandha – La serrure de la gorge**
  Le menton est doucement abaissé vers la poitrine, compressant la gorge. Il régule le prana vers le cerveau, stabilise l'esprit et soutient les pratiques de respiration profonde.

  Le larynx, appelé « diaphragme vocal », joue un rôle dans l'expression vocale. Cet organe complexe, situé dans les voies respiratoires, est aussi directement associé à la respiration et protège les poumons. Avec la glotte, il agit comme une barrière naturelle, séparant les voies respiratoires des voies digestives et contribuant à la protection et à la modulation des flux d'air.

Dans le yoga, le larynx joue un rôle essentiel dans les techniques de respiration, en particulier dans le Ujjayi Pranayama. Cette méthode, qui consiste à resserrer légèrement la glotte pour produire un souffle sonore, régule le rythme respiratoire, calme le mental et améliore la concentration. Au-delà de sa fonction physiologique, le larynx devient un outil énergétique, reliant le souffle à l'état intérieur, et permettant de canaliser le prana.

ACTIVATION DU LARYNX

Lors de la déglutition, le larynx se ferme automatiquement pour empêcher les aliments ou liquides de pénétrer dans les poumons. Il joue également un rôle dans le réflexe de la toux, se fermant puis s'ouvrant rapidement pour expulser les substances irritantes. Dans une respiration naturelle, le larynx régule involontairement le passage de l'air, sous le contrôle du système nerveux autonome, assurant un flux fluide et continu.

En plus de ses fonctions automatiques, le larynx peut être contrôlé volontairement, notamment pour moduler la voix dans le chant ou dans toute forme d'expression vocale. Il est aussi mobilisé dans des pratiques spécifiques, comme la manœuvre de Valsalva, utilisée en plongée pour équilibrer la pression dans les oreilles.

Ces bandhas, bien qu'invisibles de premier abord, sont des mudras internes, reliant les plans physique et énergétique pour amplifier l'expérience yogique.

Il existe aussi des bandhas visibles : Hasta et Pada Bandhas, qui correspondent respectivement aux paumes de mains et plantes des pieds. À travers leur forme naturelle légèrement creusée, on peut aussi ressentir leur forme de coupelle symbolique qui permet d'absorber l'énergie, et de l'émettre. Situés aux extrémités de nos membres, ces diaphragmes imagés visibles agissent comme des surfaces de contact essentielles. Elles captent les informations sur la qualité de l'environnement et ajustent notre posture en conséquence. Lorsque nous sommes en équilibre sur les mains ou les pieds, nous pouvons affiner nos appuis pour assurer une stabilité optimale.

Lorsque les mains ou les pieds ne sont pas en contact direct avec le sol, les bandhas peuvent être actifs et prolongent alors l'énergie jusqu'à l'extrémité du membre, assurant une continuité énergétique.

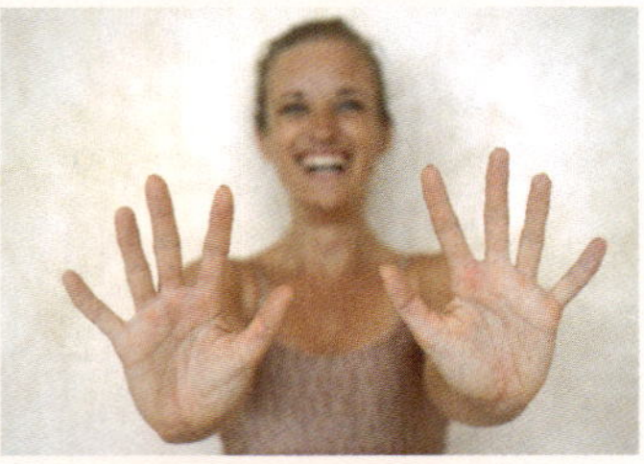

- **Hasta Bandha :** il s'agit de l'engagement énergétique de la paume de la main, où chaque point de contact (doigts, coussinets, centre de la paume) participe à l'ancrage.

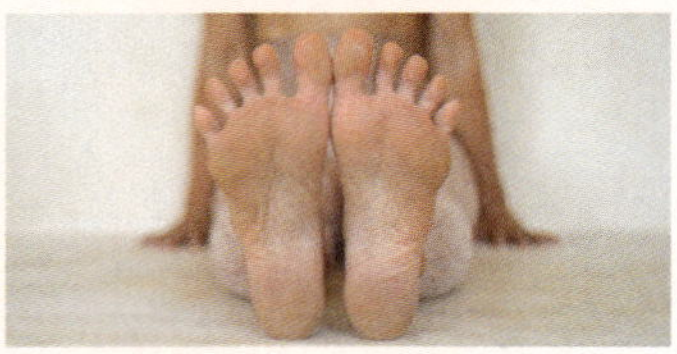

- **Pada Bandha** crée une légère succion énergétique vers les jambes. Il favorise un alignement optimal.

Ces « verrous énergétiques » transcendent la simple mécanique musculaire pour devenir des portails vers des états de conscience plus profonds.

LES ADHARA MUDRAS,

FONDATIONS ÉNERGÉTIQUES DU CORPS

Le terme Adhara, signifiant « bases » ou « fondations », désigne un groupe spécifique de mudras impliquant l'engagement du plancher pelvien et des muscles associés dans la région inférieure du tronc. Ces pratiques jouent un rôle clé dans la stabilisation de l'énergie vitale (prana) et son élévation vers les centres énergétiques supérieurs. Les Adhara mudras favorisent ainsi une santé physique, une vitalité accrue et une dignité dans la posture.

- **Mula Bandha – Engagement du périnée**
  Mula Bandha est l'un des gestes énergétiques fondamentaux du yoga. Il implique une contraction subtile et ciblée du périnée, mobilisant l'énergie depuis la base de la colonne vertébrale et favorisant l'éveil spirituel.
- **Ashwini mudra – Le geste du cheval**
  Ashwini mudra consiste à contracter le sphincter anal de manière rythmée. L'alternance entre engagement et relaxation est un des possibles exercices visant à renforcer le plancher pelvien, en tonifiant la région inférieure du corps. Il peut être pratiqué seul ou en combinaison avec des techniques de respiration.

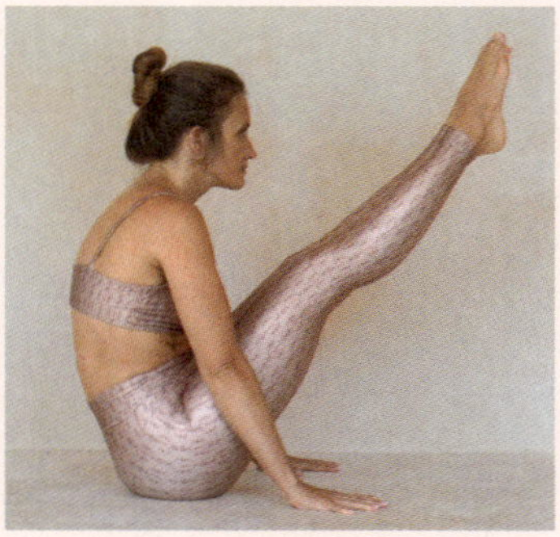

- **Vajroli/Sahajoli mudra – Mudra éclair/spontané**
  Ces mudras sont liées au contrôle, à la préservation et à la sublimation de l'énergie sexuelle, dirigée vers le haut pour nourrir les centres énergétiques supérieurs.

  – Vajroli mudra : pratiquée par les hommes, elle implique la contraction des muscles autour de l'urètre, favorisant la maîtrise de l'éjaculation et la préservation de l'énergie.

  – Sahajoli mudra : son équivalent pour les femmes consiste en une contraction musculaire autour du vagin, évoquant une sensation d'aspiration énergétique vers l'intérieur.

Ces pratiques permettent d'améliorer la vitalité, la longévité et la maîtrise de soi.

Bien qu'il soit facile de contracter globalement le plancher pelvien, une pratique avancée des Adhara mudras nécessite de différencier les muscles impliqués correspondant au périnée, à l'anus et aux organes génitaux. Cette précision permet d'isoler chaque zone et de cibler les mudras avec efficacité, amplifiant leurs effets énergétiques et thérapeutiques.

LES MANA MUDRAS,

L'ENGAGEMENT DU VISAGE

Le visage est une source d'expression subtile où se rencontrent nos cinq sens – toucher, ouïe, odorat, vue et goût. Chaque sens, lorsqu'il est affiné, devient une invitation à plonger dans l'instant présent. Écouter plutôt qu'entendre, savourer plutôt que goûter, toucher avec intention plutôt que par hasard, ou encore regarder au lieu de simplement voir : ces gestes de conscience transforment l'ordinaire en extraordinaire. Ils nous ancrent dans une expérience vivante et vibrante, un instant de plénitude.

Parmi ces sens, la vue est souvent dominante, un guide naturel dans notre interaction avec le monde. Le yoga honore cette puissance en proposant le drishti, un point focal pour ancrer le regard dans une direction précise. Ce simple geste oriente non seulement notre concentration, mais aussi l'énergie, transformant chaque posture en une méditation incarnée.

Quant au goût, bien qu'il ne soit pas directement lié aux asanas, il n'est pas en reste. La langue, siège du goût et organe sensible, joue un rôle essentiel dans les mudras. Sa position, ainsi que celle de la bouche, devient une passerelle énergétique, influençant subtilement le flux vital. En éveillant ces sens avec intention, le visage ne se contente plus d'exprimer les émotions par défaut, mais il est le portail vers une expérience profonde et intentionnelle.

Les Mana mudras mobilisent des parties du visage pour soutenir la concentration méditative et amplifier l'effet des postures. Ces gestes incluent notamment les drishtis (regards ciblés) et les Asya mudras (gestes de la bouche). En engageant ces éléments du visage, on canalise l'énergie vitale et on cultive une profonde présence intérieure.

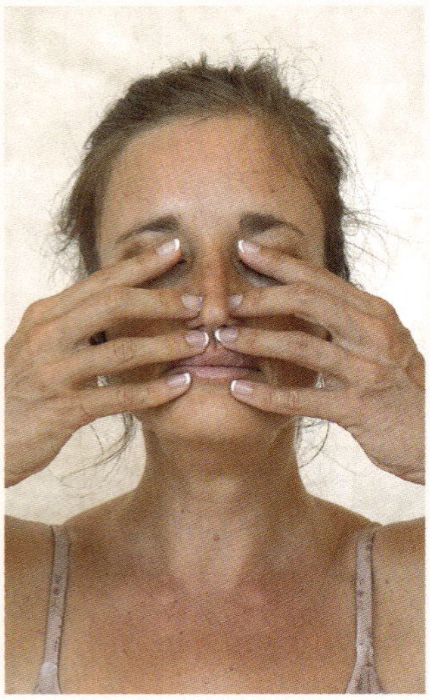

- **Shanmukhi mudra – La fermeture des 6 portes**
  Shanmukhi mudra consiste à fermer les « portes sensorielles » : les yeux, les oreilles, les narines et la bouche. Ce geste oriente l'attention vers l'intérieur, limitant les distractions externes pour favoriser une profonde introspection et une sensation de paix intérieure.

  En fermant ces organes de perception, un silence émerge, pour permettre à chaque sens de devenir plus sensible. Cette pratique est idéale pour se déconnecter des stimuli extérieurs et se recentrer.

  Le nom « Shanmukhi » fait référence aux « six visages » ou « six ouvertures » du visage. Cette mudra est également appelée Yoni mudra, symbolisant le retour à l'utérus, comme origine et source de vie.

- **Jyoti mudra – Le geste de lumière**
  Jyoti mudra est une version avancée de Shanmukhi, intégrant la visualisation à la fermeture des portes des sens. L'attention est portée sur l'obscurité intérieure pour y percevoir une lueur subtile, symbolisant la connaissance spirituelle et l'éveil.

- **Drishtis – Les regards ciblés**
  Drishti, qui signifie « regard » ou « vision », désigne un point de concentration utilisé dans les asanas, la méditation ou le pranayama. Le regard fixe dirige le mental, stabilise l'attention et consolide l'équilibre physique. Il favorise une synergie entre corps, esprit et énergie, permettant d'aligner la conscience physique avec la concentration mentale.

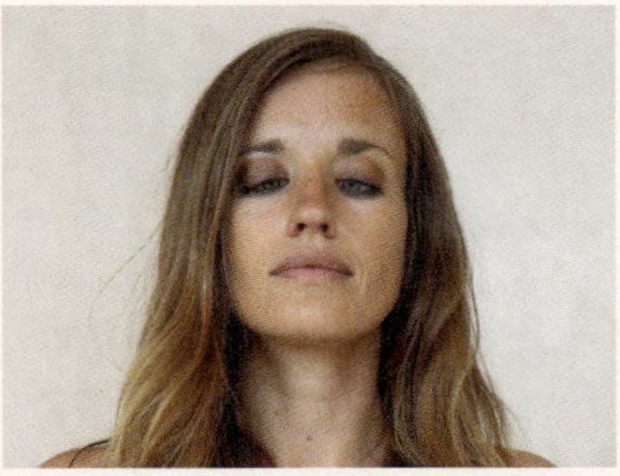
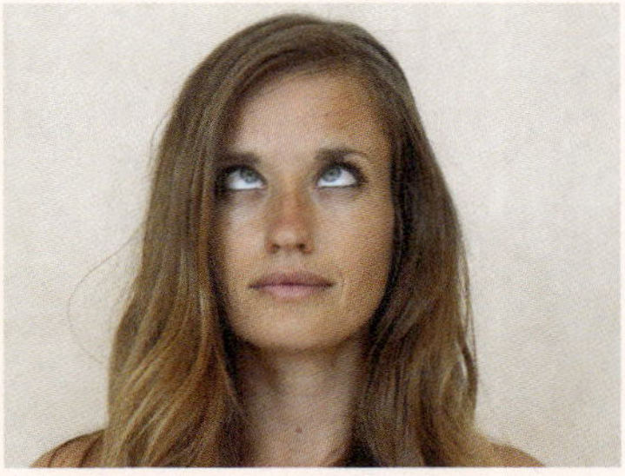

→ Nasagra Drishti (à gauche) : fixation sur la pointe du nez.

→ Bhrumadhya Drishti (à droite) : fixation sur le troisième œil, situé entre les sourcils.

– Urdhva Drishti : regard dirigé vers le haut, utilisé dans les postures d'ouverture.
– Nabhi Chakra Drishti : regard dirigé vers le nombril, souvent dans les postures d'introspection.
– Hastagra Drishti : fixation sur la main.
– Padhayoragra Drishti : fixation sur les orteils.
Ces focalisations dirigent l'énergie avec précision et approfondissent l'état de présence.

- **Asya mudras – Les gestes de la bouche**
  Les Asya mudras impliquent la bouche, la langue, et parfois la respiration pour contrôler le prana, créant une sensation d'espace, de purification et de clarté mentale.

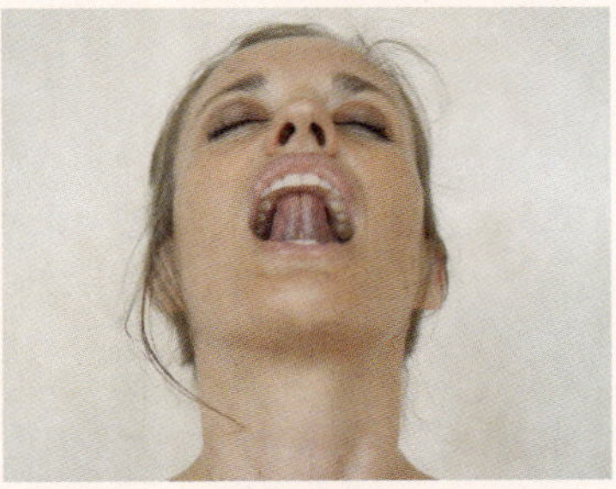
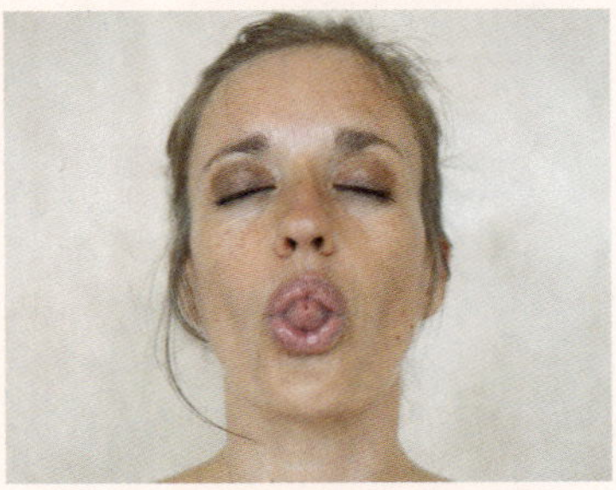

– Nabho mudra (mudra des cieux) : avec la langue posée contre le palais, derrière les dents de devant, cette mudra favorise la tranquillité, stimule les glandes salivaires et améliore la digestion.

– Dans Khechari mudra (verrou de la langue), une technique avancée de Nabho mudra, la langue est retournée vers l'arrière pour toucher le palais mou ou, avec la pratique, atteindre la cavité nasale. Cela active les centres énergétiques supérieurs, notamment le chakra Ajna (troisième œil), et stimule la glande pinéale. Cette mudra favorise une méditation profonde et un calme intense.

– Kaki mudra (le bec du corbeau) est une version préparatoire à Shitali pranayama (sur la photo du bas), où la bouche est en forme de bec, avec une inspiration lente, suivie d'une expiration par le nez. Ces mudras rafraîchissent le corps, apaisent l'anxiété, et calment les surchauffes mentales.

Que ce soit par la fermeture des portes sensorielles, le ciblage du regard ou le contrôle du souffle par la bouche, ces pratiques cultivent un équilibre entre introspection, stabilité mentale et élévation énergétique.

UNE MUDRA DE L'ESPRIT,

LA MÉDITATION

La méditation est parfois perçue comme une activité, mais elle est surtout un état d'être, en lien avec le plan physique, la posture (asana) et la respiration, le souffle (pranayama). Méditer, c'est tisser une connexion où chaque élément soutient les autres. Pour mieux comprendre cette idée, on peut faire une analogie avec l'endormissement et remplir toutes les conditions idéales pour ce faire, sans que le sommeil ne se trouve : la méditation peut, elle aussi, nous échapper ou au contraire nous trouver, nous emplir à un moment donné, par l'exercice ou spontanément. Dans cette quête d'intériorité, les mudras des mains peuvent être utilisées pour la méditation en canalisant l'attention et en calmant le mental.

La méditation est une configuration mentale qui « scelle » l'attention dans un état de paix, de clarté ou de contemplation profonde. C'est dans cet espace, au-delà du raisonnement intelligible pur, là où le ressenti nous prend, que l'on commence à toucher le cœur du yoga.

Les positions assises classiques, stables et confortables, répondent à la définition de l'asana et peuvent être considérées comme des Kaya mudras (mudras du corps entier). Il existe des mudras qui induisent directement la méditation, par des postures qui stabilisent l'énergie et soutiennent une attention prolongée.

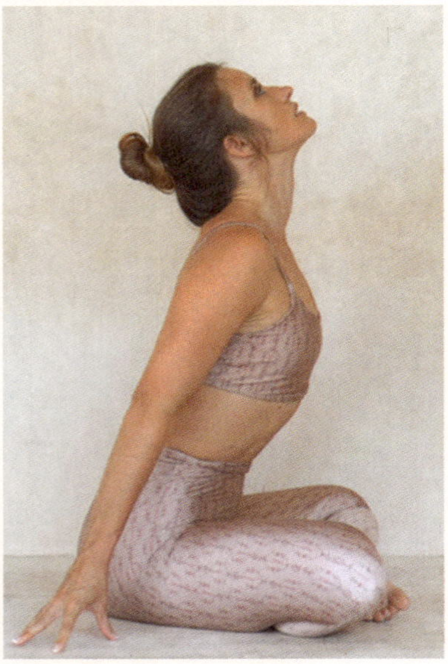

- **Bhujangini mudra – Le souffle du cobra**
  Inspirée du cobra qui se dresse, cette mudra consiste à inspirer profondément par la bouche, évoquant le mouvement du serpent qui avale de l'air avant de siffler.

  → Éveil de la Kundalini.

  → Stimulation de la vigilance mentale.

  → Développement de l'intuition et amélioration de la capacité respiratoire.

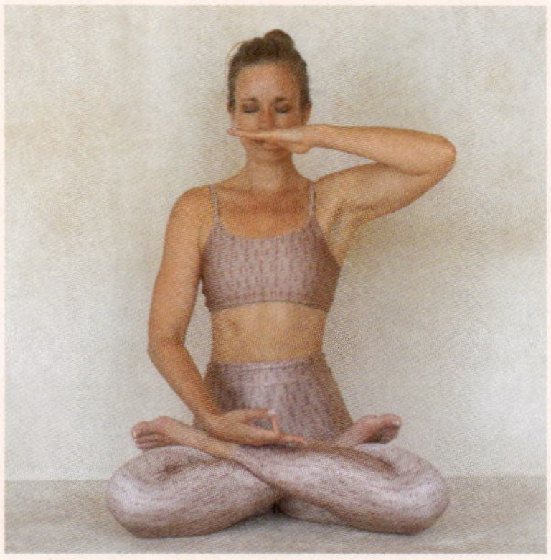

- **Bhuchari mudra – La vision dans le vide (Unmani mudra)**
  Cette mudra dirige le regard vers l'horizon ou le troisième œil (les yeux peuvent alors être fermés), sans se fixer sur un point spécifique, créant un état de détachement mental. Elle incarne une vision dans le « néant », où l'esprit s'apaise et se libère des distractions.

  → Création d'espace mental et accès à un état méditatif profond.

  → Développement de la conscience de l'instant présent et transcendance des pensées habituelles.

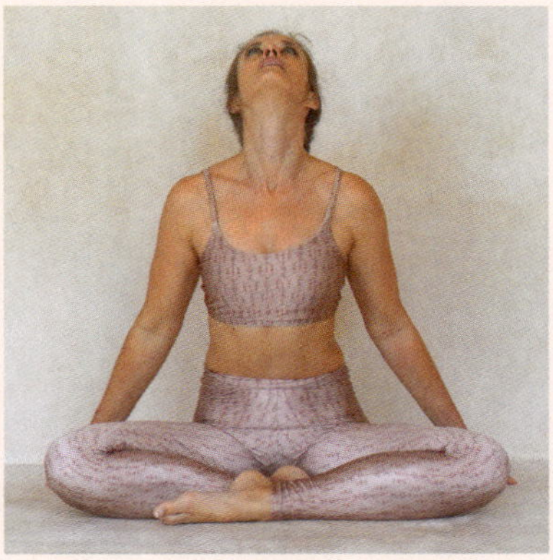

- **Akashi mudra – La conscience de l'infini**
  En position assise, la tête s'élève et s'incline doucement vers l'arrière, tandis que l'attention se tourne vers l'intérieur. Le regard, orienté vers le troisième œil ou l'espace infini, connecte l'esprit à l'élément Akasha (l'éther), représentant l'immensité et la conscience pure.

  → Élargissement de la conscience.

  → Exploration des dimensions subtiles de l'esprit.

  → Union avec l'espace infini, en transcendant la peur du vide et en embrassant le grandiose.

La méditation est une invitation à explorer les dimensions subtiles de l'existence. Méditer, c'est incarner une mudra vivante, une révérence intérieure et une célébration de l'essence même du yoga.

LA MÉDITATION,

UNE MUDRA VIVANTE

Si les mudras évoquées précédemment sont appelées « mudras de méditation » à proprement parler, toute méditation peut également être perçue comme une mudra, un contenant énergétique qui soutient la concentration et l'intention. Les gestes des mudras enrichissent ainsi toute pratique méditative.

La méditation constitue à la fois le fondement et l'aboutissement du yoga. Dans la philosophie de l'Ashtanga de Patanjali, elle est décrite en quatre étapes, pas forcément successives :

→ le Pratyahara (détachement des sens),

→ le Dharana (la concentration sur un point fixe),

→ le Dhyana (une méditation continue dans un espace élargi),

→ le Samadhi (la fusion où toute séparation disparaît, laissant place à un état d'absorption totale).

La méditation nous permet de nous libérer de nos préjugés et de vivre plus en syntonie avec notre environnement, en cultivant une forme saine de détachement. En reconnaissant nos émotions comme des boussoles, nous apprenons à les comprendre non pas comme des définitions de nous-mêmes, mais comme des indicateurs temporaires qui enrichissent notre expérience humaine. L'observation et le discernement permettent d'accéder à cette connexion profonde entre soi et le cosmos. L'univers nous habite autant que nous l'habitons.

Autrefois, le yoga reliait davantage l'individu à la cosmologie. Aujourd'hui, il passe davantage par l'introspection pour y découvrir l'infini. Qu'il s'agisse de contempler les étoiles ou de plonger en soi, le yoga nous rappelle que ces deux directions tissent les fils d'une même unité, et les mudras en sont les vases communicants.

Les Kaya mudras engagent pleinement le corps et incarnent une forme de prière vivante, une révérence à la vie et un hommage à ce véhicule de l'âme qu'est le corps. Chaque posture d'une séquence d'asanas peut alors devenir un point d'accès vers la non-dualité, rappelant que le yoga dépasse le simple exercice physique sportif : il est un chemin vers l'unité intérieure. Toutes les autres mudras décrites dans cette deuxième partie, et les Hasta mudras (le yoga des mains qui occupe la troisième partie) enrichissent la méditation classique décrite ci-haut, qui prend la forme d'une assise et d'un exercice principalement de l'esprit, mais aussi d'autres pratiques transversales comme :

→ des exercices de visualisation : pour créer des images intérieures inspirantes ;

→ le pranayama : régulation du souffle ;

→ les kriyas : exercices de purification ;

→ les pratiques de gratitude : pour cultiver la reconnaissance et l'ouverture ;

→ l'invocation d'archétypes : pour connecter aux symboles et figures du panthéon indien ;

→ les récitations de mantras : par la répétition sonore et verbale pour protéger l'esprit.

Les mudras, qu'elles permettent l'apaisement, l'activation ou l'intégration, établissent un dialogue puissant de transformation intérieure.

Elles catalysent et enrichissent toutes les formes de pratiques méditatives. Elles agissent comme des outils subtils pour diriger l'énergie avec plus d'intention et d'engagement, favorisant ainsi une expérience méditative plus profonde et enrichissant notre voyage spirituel.

PRATIQUER LA MÉDITATION AVEC LES MUDRAS

- **S'ancrer dans la pratique**
  Les mudras des mains sont de puissants soutiens pour la méditation. Pratiquées régulièrement, elles instaurent un rituel propice à l'ancrage et à la transformation. En créant un réflexe, elles facilitent un changement profond et durable.

- **Choisir un espace et un moment**
  Le matin est idéal pour méditer, car il marque un nouveau départ. Commencer la journée avec une mudra et quelques respirations apporte clarté, centrage et connexion. Que vous soyez encore au lit, assis au sol, sur une chaise ou un tapis, mieux vaut pratiquer comme on peut plutôt que de trouver des excuses. Avec le temps, cet espace devient un refuge intérieur dont vous aurez envie pour prendre soin de vous. C'est le début qui est souvent pénible, mais la discipline s'acquiert par la pratique.

- **Un processus simple et efficace**
  Choisissez une mudra (ou créez une série de mudras) correspondant à un thème particulier que vous désirez contempler. Maintenez-la pendant dix respirations profondes pour démarrer (ou plus) et allongez progressivement la durée selon vos besoins et sensations. Cet exercice peut aller de quelques minutes à un quart d'heure ou plus. La répétition et la constance sont les vecteurs de métamorphose. Gardez la même mudra pendant au moins une semaine pour renforcer votre pratique.

  Vous pouvez accompagner votre pratique d'une musique douce ou préférer le silence. N'hésitez pas à exprimer votre créativité : expérimentez un dynamisme avec des mouvements fluides et explorez différents angles de projection et de réception de l'énergie. Observez les sensations et laissez votre intuition vous guider. Faites-vous confiance.

LES POSTURES DE MÉDITATION

Toutes les mudras (à l'exception des Kaya qui ont leur propre forme) peuvent être intégrées à une pratique de méditation en assise au sol ou éventuellement s'adapter à une assise sur chaise, et sont des points d'accès à l'observation interne. Ci-bas, sont décrites sept postures qui permettent à chacun de trouver un alignement favorisant l'ancrage et la libre circulation de l'énergie, en érigeant la colonne comme un axe de verticalité, et où la respiration demeure le mouvement essentiel.

Choisir une posture, c'est déjà un acte méditatif. Prenez le temps de ressentir le contact avec la terre ou le support, la verticalité de votre colonne vertébrale, et la légèreté qui s'installe au sommet de votre crâne. Laissez cette stabilité devenir le socle sur lequel chaque mudra pourra révéler sa magie. Chacune de ces postures peut être pratiquée à même le sol ou sur un coussin.

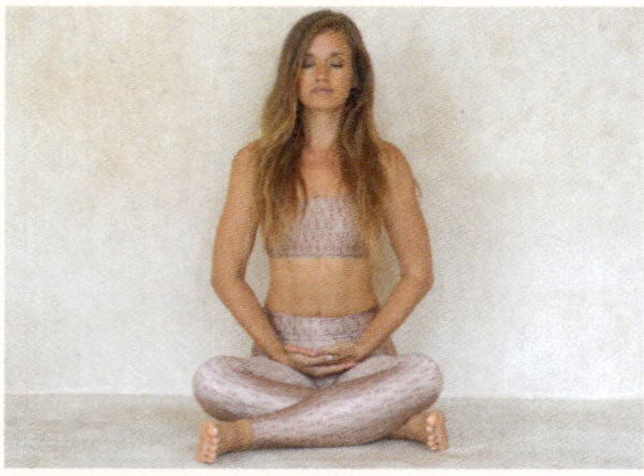

- **N° 1 – Sukhasana – Posture facile (du bonheur)**
  Assis·e, les jambes croisées devant soi, les pieds reposent sous les genoux opposés, sans pression excessive sur les chevilles. Cette posture est accessible à la plupart des pratiquant·es, quel que soit leur niveau de flexibilité, et permet de détendre les muscles des hanches, des genoux et des chevilles, tout en renforçant le dos et en ouvrant la poitrine.

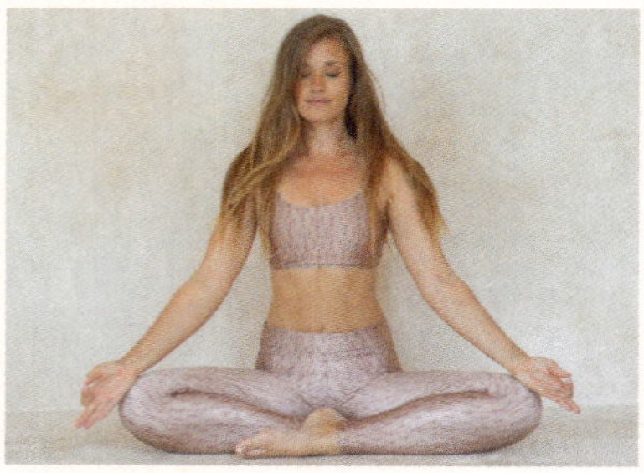

- **N° 2 – Siddhasana – Posture parfaite (de l'adepte)**
  Siddha signifie « accompli » ou « réalisé ».

  Le talon de la première jambe pliée se dépose contre le périnée avec les orteils pointant vers le bas. Cela stimule le Muladhara Chakra. Le second pied est aussi légèrement tourné vers le sol. La colonne vertébrale ne s'en érige que plus facilement vers le haut.

  Cette posture offre une stabilité corporelle parfaite pour une méditation prolongée, minimisant les distractions physiques.

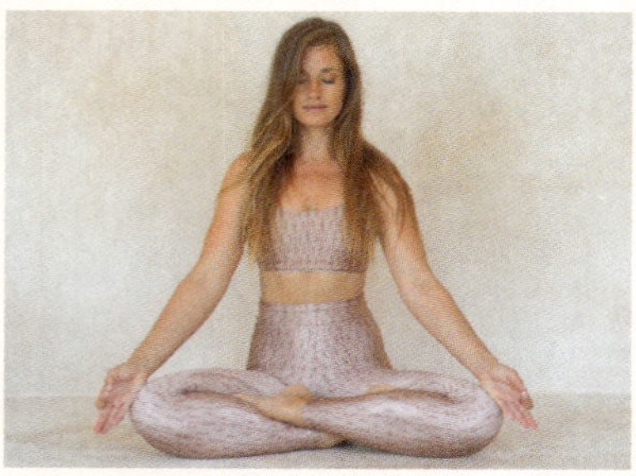

- **N° 3 – Svastikasana – Posture de prospérité**
  La jambe gauche est pliée, le pied gauche se faufile entre le mollet et la cuisse droite. Le pied droit, lui se faufile entre le mollet et la cuisse gauche, de manière à ce que les deux soient cachés sous les cuisses opposées, formant une sorte de verrouillage croisé des jambes, ressemblant au symbole indien de chance, la Svastika.

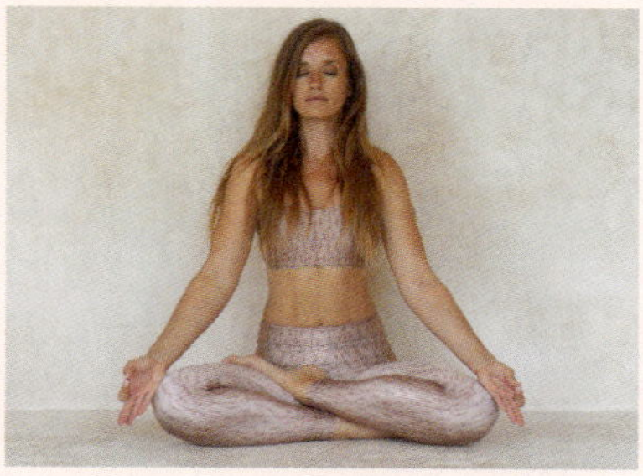

- **N° 4 – Ardha Padmasana – Posture du demi-lotus**
  Une variante plus accessible de Padmasana où un pied est placé sur la cuisse opposée, tandis que l'autre pied reste sous la jambe opposée. Cette version est idéale avant de gagner la flexibilité nécessaire dans les hanches, les genoux et les chevilles pour rentrer dans la posture complète de Padmasana.

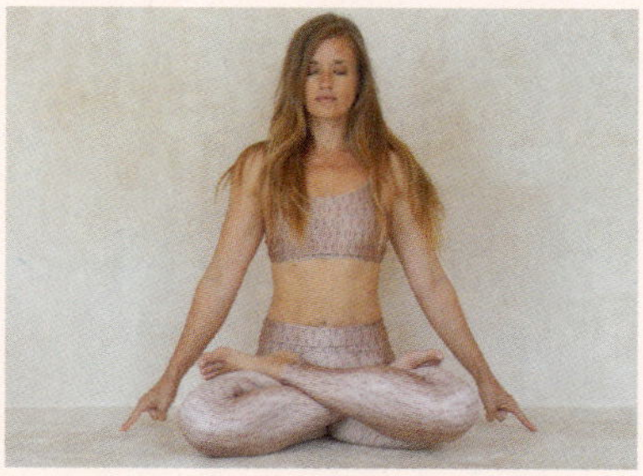

- **N° 5 – Padmasana – Posture du lotus**
  Padmasana, avec ses jambes entrelacées, offre une base stable et favorise l'élévation de la colonne, permettant une assise confortable prolongée. Placez chaque pied sur la cuisse opposée, plante vers le haut.

  Traditionnellement la jambe droite se plie en premier, puis la jambe gauche la croise par-dessus. Dans le système yogique, le côté droit du corps est souvent associé à l'énergie solaire ou masculine (nadi Pingala), qui est dynamique et active. On favorise l'équilibre des énergies dès le début de la posture, aidant à harmoniser le nadi Pingala avec le nadi Ida (énergie lunaire ou féminine, associée au côté gauche du corps). On facilite aussi le flux d'énergie ascendante, depuis la base de la colonne vertébrale vers le sommet de la tête.

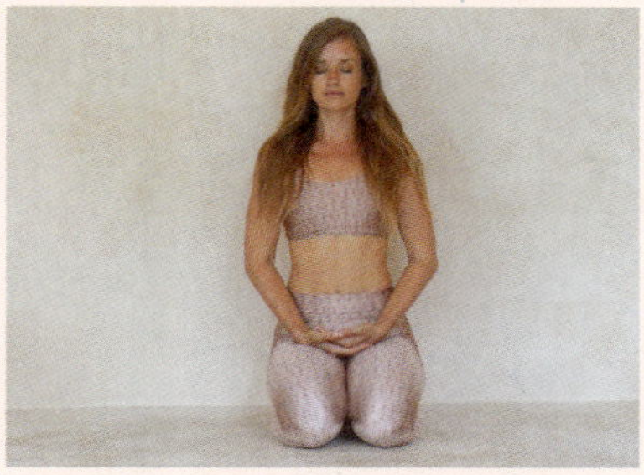

- **N° 6 – Vajrasana – Posture du diamant ou du tonnerre**
  Assis·e sur les talons avec les genoux pliés, les gros orteils se touchent et les talons sont légèrement écartés, de sorte que les fessiers reposent sur le dessus des talons.

  Vajrasana est l'une des rares postures de yoga qui peut être pratiquée immédiatement après un repas, car elle aide à améliorer la digestion en stimulant les organes abdominaux.

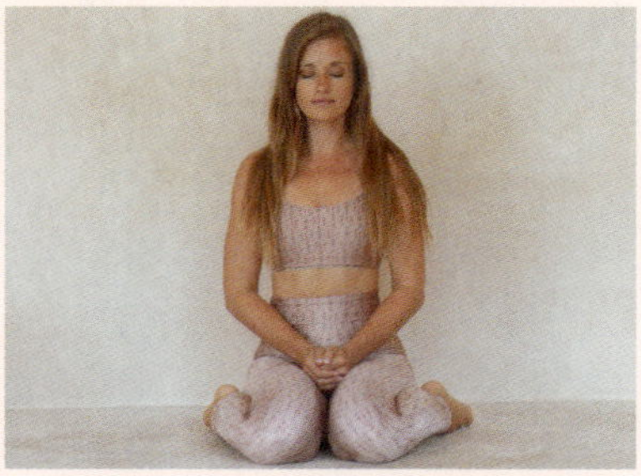

- **N° 7 – Virasana – Posture du héros**
  Agenouillé·e sur le sol, les genoux restent ensemble et les pieds s'écartent pour laisser les fessiers se déposer au sol.

  Virasana est une variation de Vajrasana avec les mêmes bénéfices, potentiellement intensifiés, que précédemment.

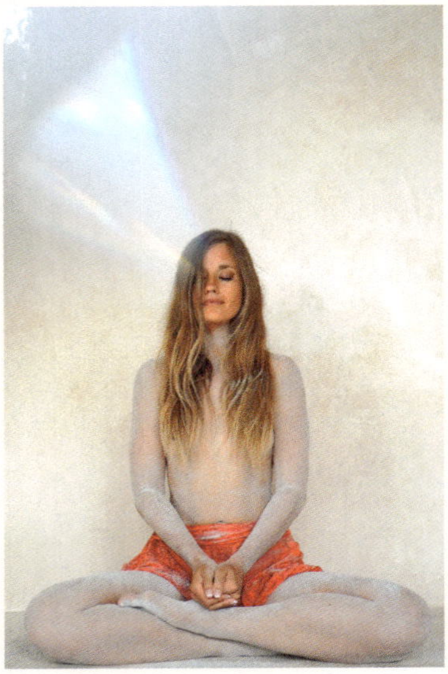
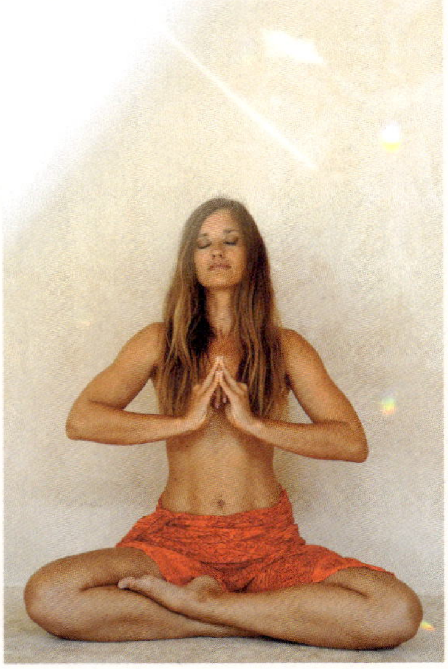
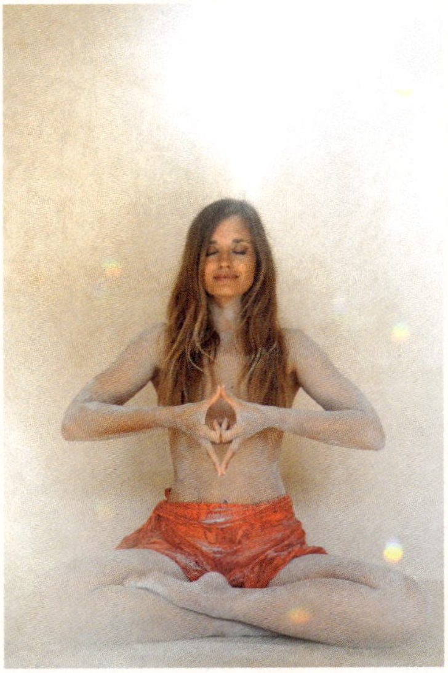
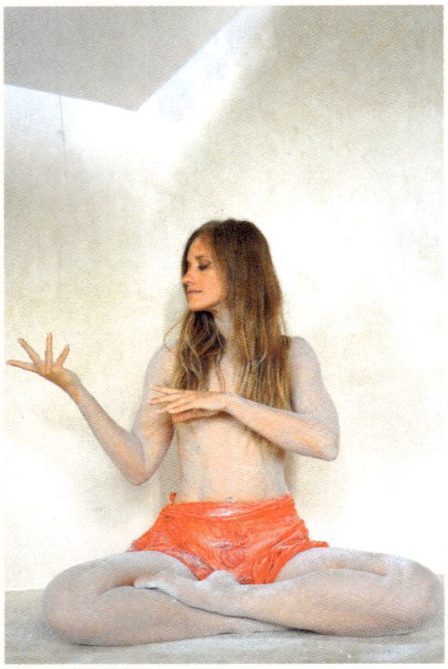
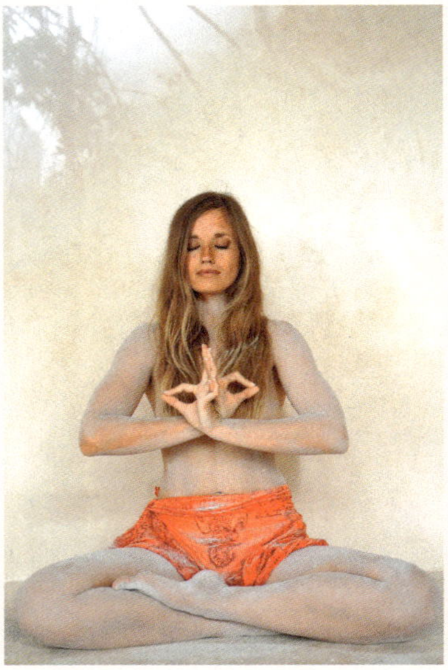
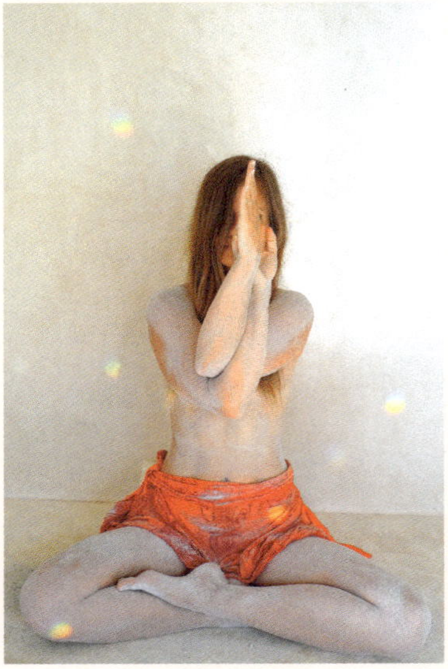
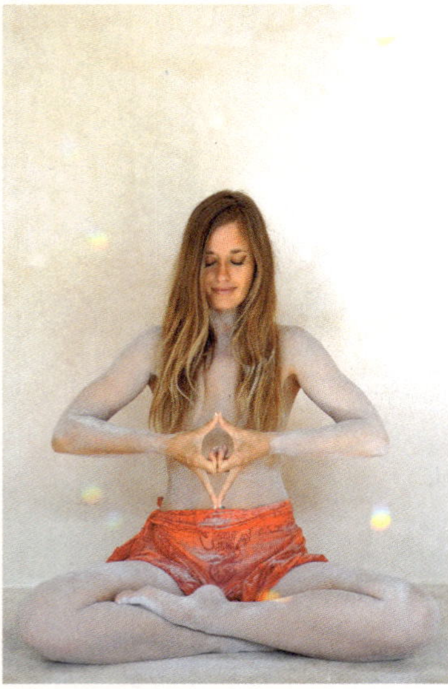
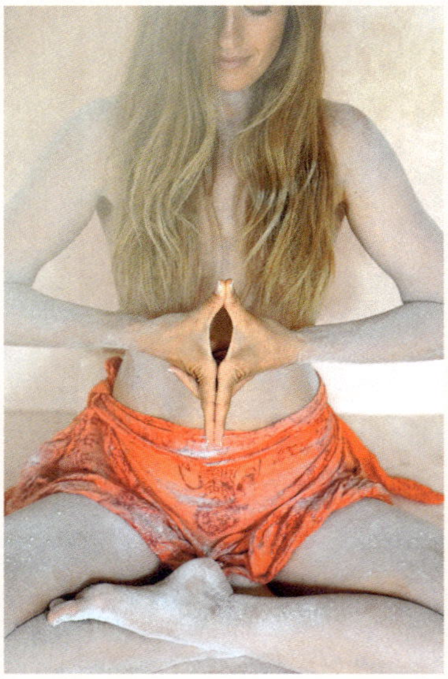
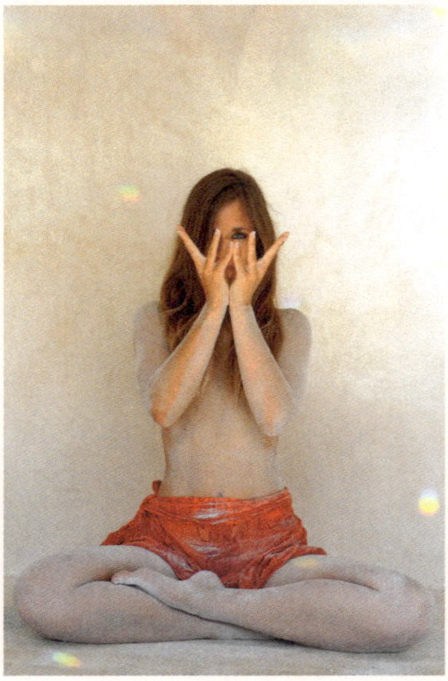

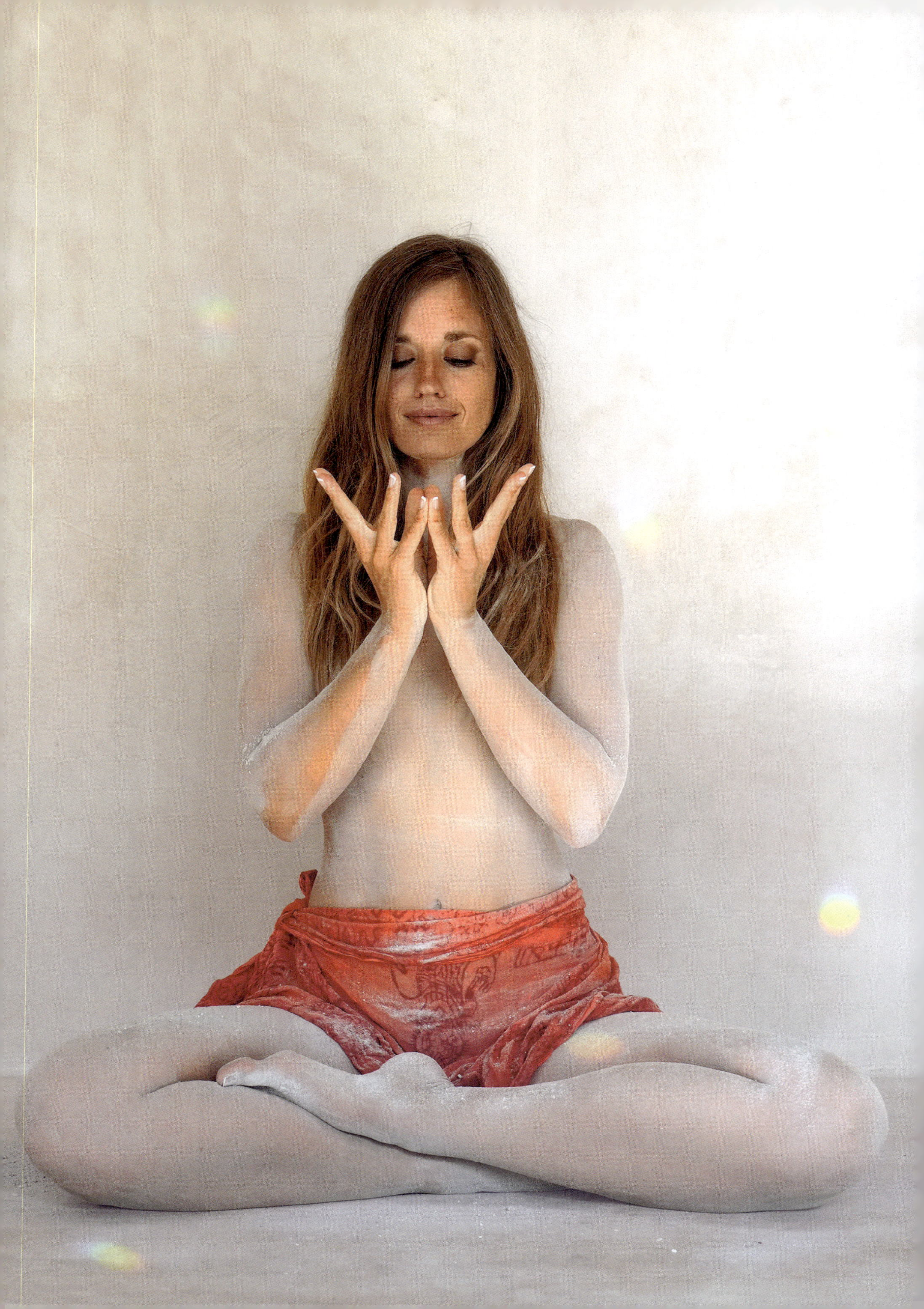

HASTA MUDRA

LE YOGA DES MAINS

MUDRAS FONDAMENTALES

CE QUI EST FONDAMENTAL EST DISCUTABLE, RELATIF À UN TEMPS DE L'HISTOIRE ET À UNE CULTURE.

Sont rassemblées ici les mudras que vous allez probablement rencontrer le plus souvent dans les cours de yoga de notre époque. Cette classification est subjective, et son enjeu méthodologique est de vous permettre d'assimiler les mudras potentiellement les plus utilisées, avant de vous encourager à découvrir des mudras moins connues et de les intégrer dans votre pratique.

आत्माञ्जलि मुद्रा

ATMANJALI, ANJALI
OU NAMASTÉ MUDRĀ

Mudra de révérence et de salutation

(Intention, accueil, respect, hommage)

USAGE

Salutation, Méditation, Chant, Danse, Asanas

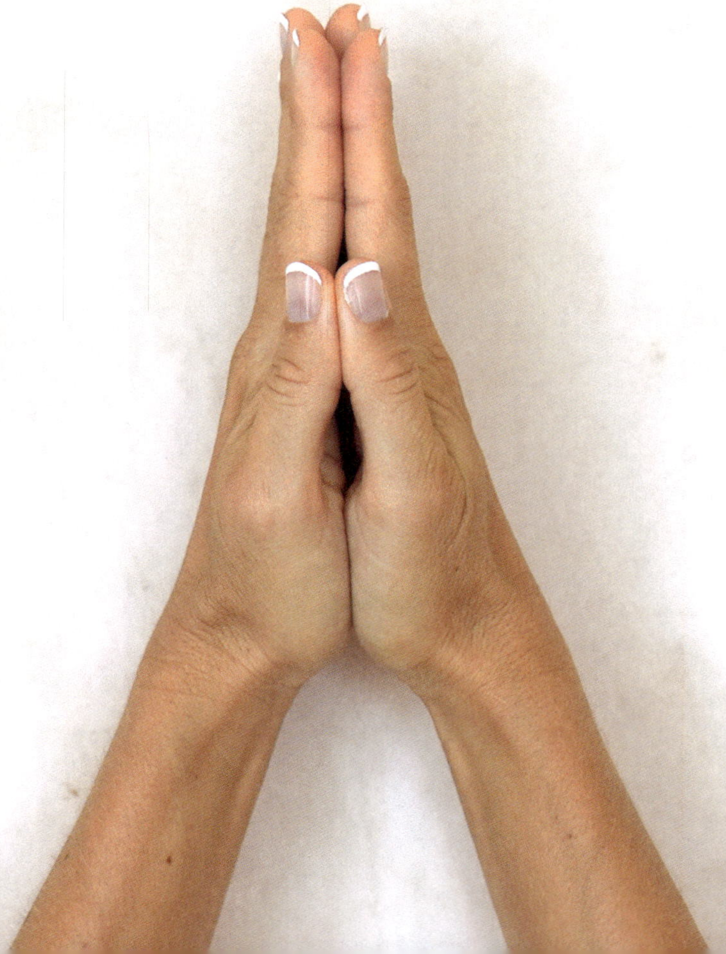

Ce mantra est une invocation à la paix intérieure et extérieure.

Om Shanti Om

ॐ शांति ॐ

Om est la vibration, le son primordial, l'essence de l'univers et Shanti est la paix.

HISTOIRE

La racine étymologique du mot yoga, *yuj*, se traduit par « union », symbolisant la rencontre entre des forces apparemment antithétiques, comme le sont le soleil et la lune (Ha & Tha), le masculin et le féminin (Shiva & Shakti), l'essence et la matière (Purusha & Prakriti). Ces contraires sont en fait déjà réunis dans un corps plus grand, c'est la prémisse du yoga : une union des complémentarités. Se recueillir avec les mains jointes ouvre sur une perception de réalité non duelle et réunifiée. Dans toute l'Asie, cette mudra est un geste courant de salutation au quotidien.

EFFETS

Les mains jointes sont la symbolique du yoga dans sa plénitude. Cette forme représente aussi la prière, au sens non religieux : les mains rassemblées sont un espace d'accueil et de communication. Dans le yoga, aucun dogme n'est imposé, c'est une discipline d'investigation personnelle où chacun décide de son chemin. Toute croyance (religieuse ou autre) est compatible et relève du jardin de chacun.

Cette mudra invite à l'équilibre et au silence à l'intérieur. Collecter ses pensées et tourner le regard vers l'intérieur permet de sonder ses propres profondeurs. Les mains sont comme une antenne connectant la racine du cœur au ciel. Ce geste permet de formuler autant de gratitude que d'intentions, pour attirer et émaner en synergie. Sur un plan physiologique, cette mudra harmonise la coordination des hémisphères gauche et droit du cerveau.

PRATIQUE

- Les deux mains exercent une pression subtile et équilibrée, depuis la base de la paume jusque dans la pulpe des doigts. Le cœur des mains se fait écho sans se toucher.
- Les mains sont placées le plus souvent devant le cœur et symbolisent la compassion, la voie du milieu. Elles peuvent aussi être élevées au-dessus de la tête ou se rejoindre derrière le dos.
- Cette mudra est très présente dans la pratique des asanas, pour ramener l'énergie dans une ligne centrale, diriger l'intention dans une direction précise, les mains vers le haut ou à 45 degrés vers le ciel.
- Assis·e, à genoux ou debout, ce geste nous connecte avec un espace de reconnaissance et de justesse, une humilité sincère pour se renouveler et se révéler à sa juste place.

हाकिनी मुद्रा

HĀKINĪ MUDRĀ

Mudra du troisième œil

(Intuition, clairvoyance, sagesse intérieure)

USAGE

Méditation

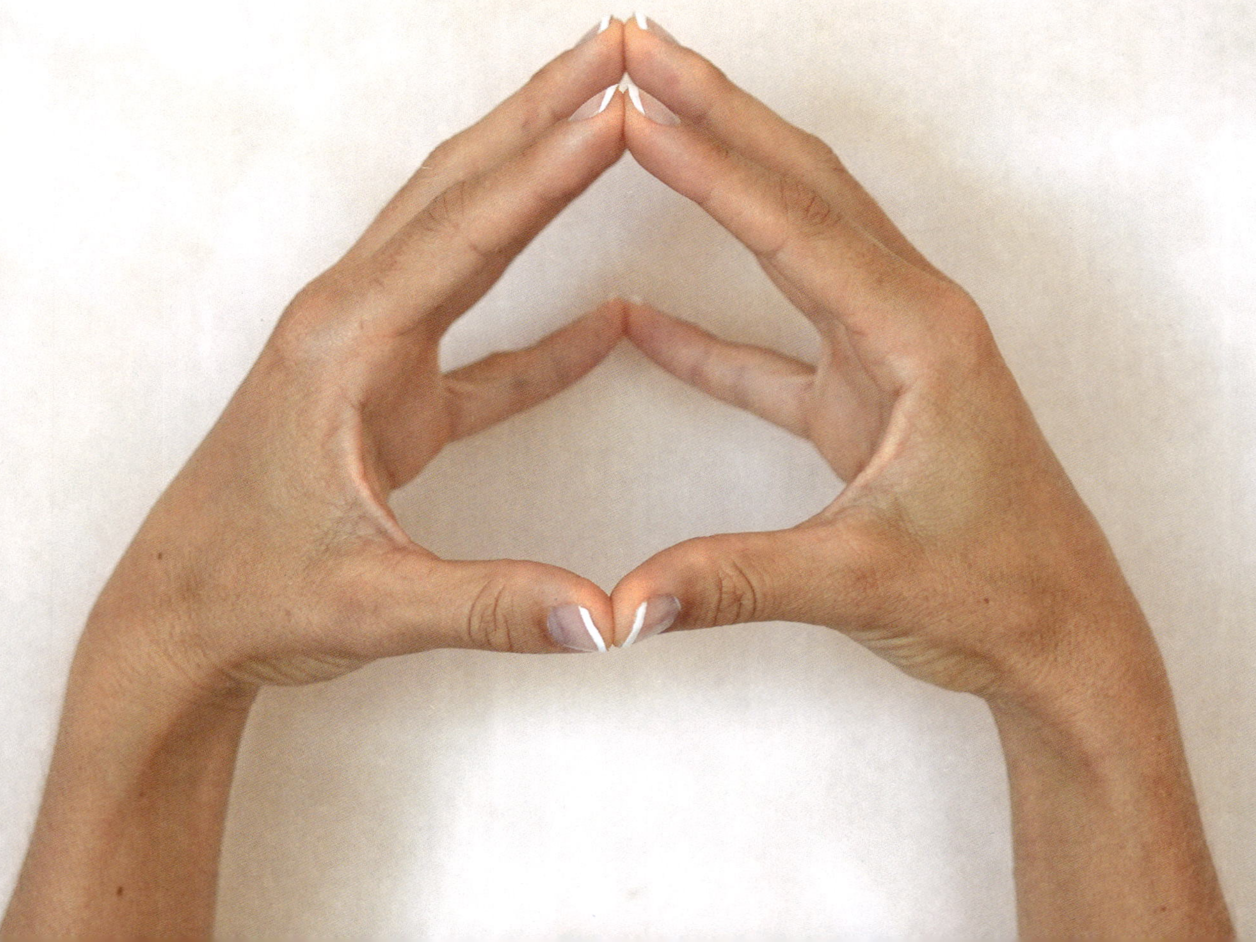

Ce mantra invoque la déesse Chamunda, une forme féroce de la déesse Durga, pour la protection spirituelle et la victoire sur les obstacles.

Om Aim Hrim Klim Chamundaye Vichche

ॐ ऐं ह्रीं क्लीं चामुण्डायै विच्चे

Je salue la déesse Chamunda, celle qui détruit le mal avec puissance.

HISTOIRE

La déesse Hakini représente la divinité féminine de la sagesse et de la conscience supérieure. On lui attribue les qualités associées au chakra du troisième œil, centre de la perception intuitive. Hakini est souvent représentée avec six têtes, symbolisant la sagesse multidimensionnelle et l'union des énergies mentales et de toutes les forces intérieures.

Une légende raconte qu'Hakini fut confrontée à un démon redoutable qui cherchait à s'emparer de son savoir. Malgré ses menaces, Hakini resta calme et concentrée. Impressionnée par sa détermination et sa pureté, Saraswati lui accorda sa protection et la déesse reçut le don de la connaissance suprême, ainsi que le pouvoir de guider et d'inspirer les autres sur le chemin de la vérité et de la sagesse.

EFFETS

La mudra Hakini permet d'allonger la concentration. Sa pratique peut révéler des idées enfouies ou nouvelles. La neuroscience met en évidence l'activation des hémisphères cérébraux, lorsqu'on connecte le bout des doigts, avec l'articulation de la logique, le travail de la mémoire et l'émergence de la créativité. Elle a aussi un effet apaisant sur la respiration.

Lorsqu'on approche la pulpe des doigts avant qu'ils ne se touchent, on peut ressentir avec un peu d'entraînement la chaleur, une forme de magnétisme, d'attraction. Le même exercice peut être fait en rapprochant le cœur des paumes de mains.

PRATIQUE

- Placez toutes les extrémités des doigts correspondants ensemble, en laissant un espace entre les mains, pour que l'énergie circule.

- Les mains peuvent être placées au niveau du cœur, les doigts vers le haut, pour se connecter à sa force de compassion et de compréhension subtile, ou au niveau du bas-ventre, les doigts vers le bas, pour travailler son ancrage et recharger le centre vital.

- Si on sépare les pouces, on obtient Chaturmukha mudra, pour calmer l'esprit et se connecter avec un esprit de dévotion.

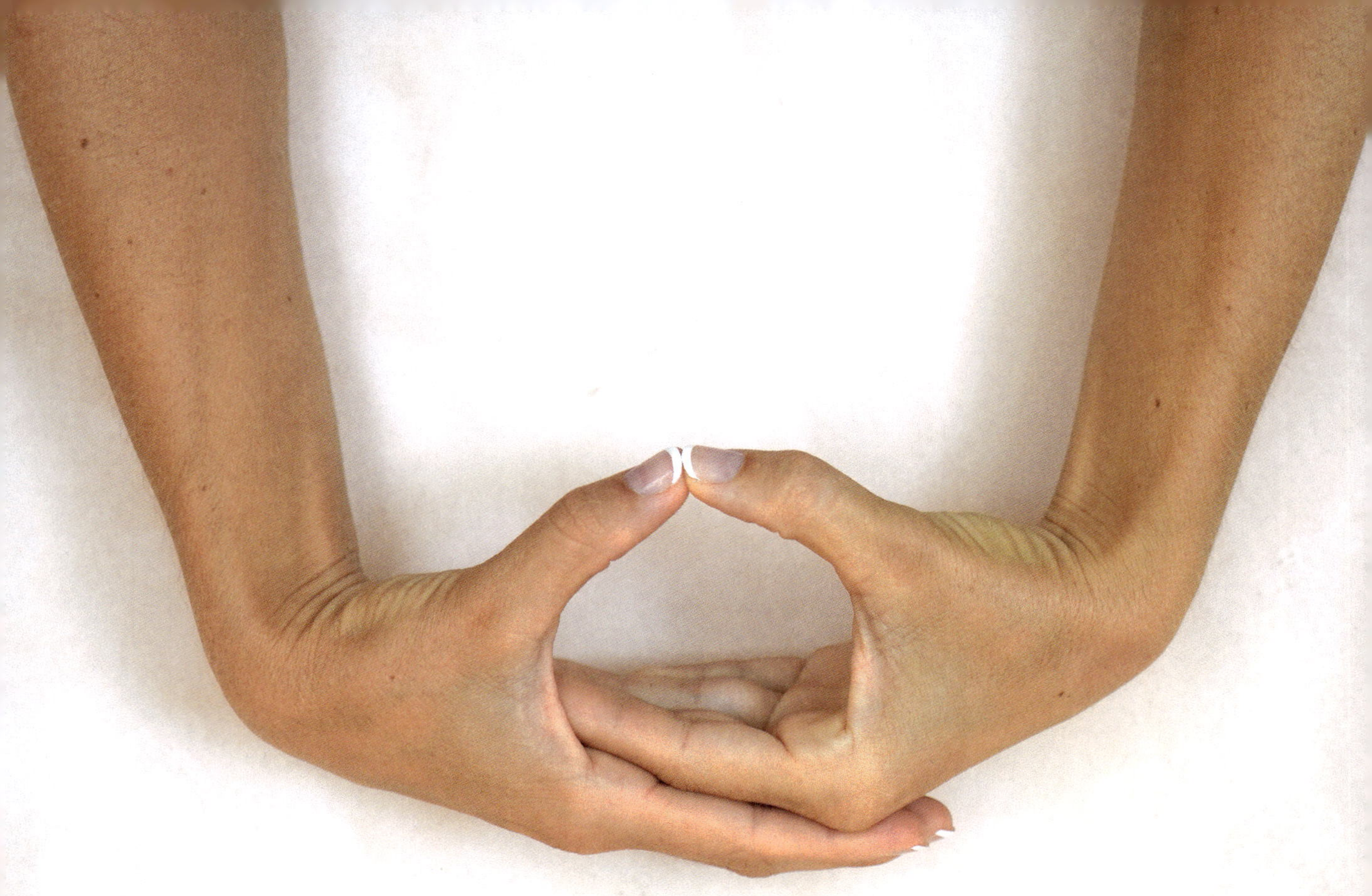

ध्यान मुद्रा

DHYĀNA MUDRĀ

Mudra de la concentration

(Méditation, introspection, absorption)

USAGE

Méditation, Pranayama

Ce mantra, extrait du sutra du cœur,
est récité pour transcender les attachements et symbolise
le chemin de l'illumination.

Gate Gate Paragate Parasamgate Bodhi Svaha

गते गते पारगते पारसंगते बो ध वाहा

Parti, parti, totalement parti, totalement transcendant, vers l'éveil, ainsi soit-il.

HISTOIRE

Il existe différents stades de méditation. Dhyana implique généralement la concentration profonde de l'esprit sur un objet spécifique, qui peut être physique ou non, comme la respiration, un mantra, une image sacrée ou un concept spirituel. La méditation est un autre espace de notre réalité, accessible par la concentration et la contemplation, grâce à la respiration et la connexion au cœur. Elle nous aide à mieux sentir, sans s'attacher, sur un chemin de libération.

EFFETS

La mudra Dhyana invite la concentration, la bienveillance et une relation harmonieuse au monde. Elle calme le flot des pensées et permet d'atteindre une conscience tranquille. Sans intention particulière, cette mudra, tenue de manière passive, invite une forme d'apaisement et laisse agir la force divine en soi, cultivant la confiance.

Les mains forment la base du triangle dessiné par les pouces. Le triangle est symbolique du feu spirituel, Agni, qui est à l'origine du monde dans la cosmogénèse indienne. Cette position symbolise l'éveil de la lumière intérieure et la réception des bénédictions divines.

PRATIQUE

- Les pouces peuvent être légèrement pliés, pour que leurs extrémités se touchent, ou allongés permettant à la pulpe des doigts de se retrouver.

- On peut choisir parmi deux configurations de cette mudra. La main droite représente l'illumination et les états de conscience supérieure, le côté masculin. La main gauche représente maya, ou l'illusion, le côté féminin.

- Lorsque la main droite repose sur la main gauche, il y a un équilibre entre les deux côtés du corps et du cerveau et c'est un moyen de calmer l'esprit, on imagine la douceur du féminin qui soutient la vitalité du masculin.

- La main gauche, posée sur la droite, symbolise le soutien de la structure, qui permet à l'inspiration subtile de donner vie à l'action. L'énergie douce, l'essence, prend forme dans la matière.

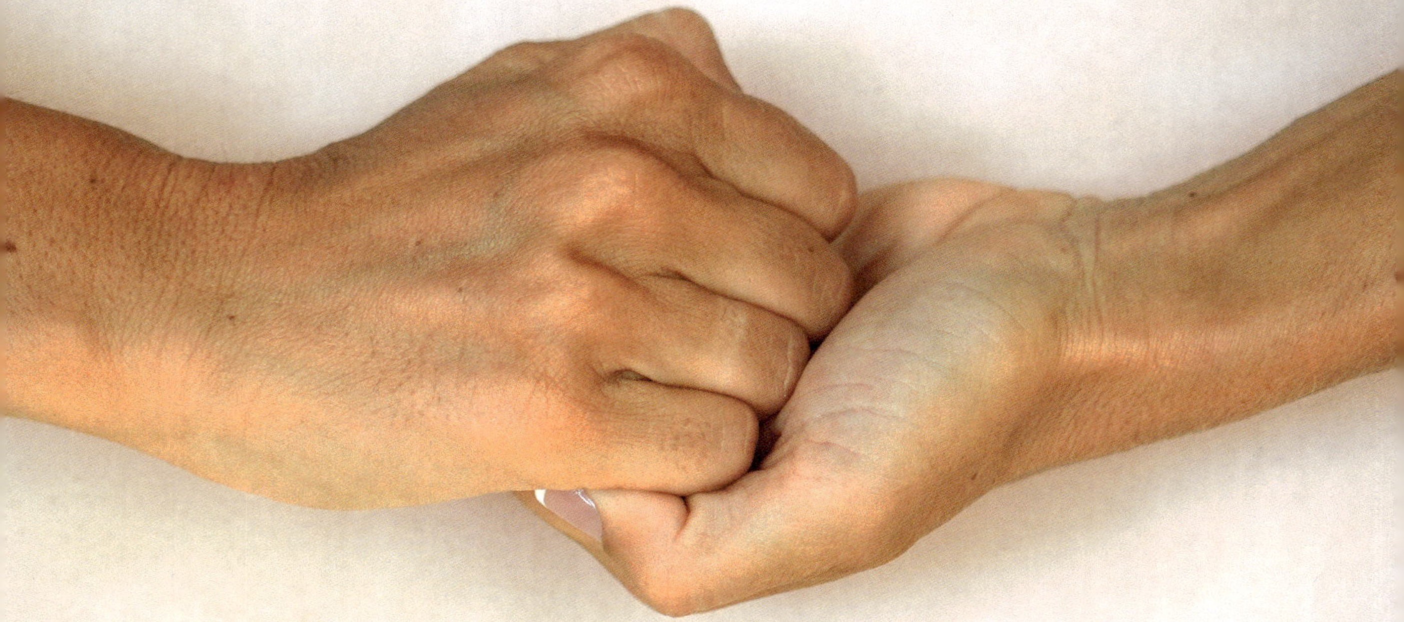

गणेश मुद्रा

GAṆEŚHA MUDRĀ

mudra du dieu éléphant

(Intelligence, force, courage, renouveau)

USAGE

Méditation, Pranayama, Asana

Ce mantra invoque Ganesha pour éliminer les obstacles, accorder la sagesse et la prospérité, et cherche sa protection et sa guidance.

Om Gam Ganapataye Namaha
Sharanam Ganesha

ॐ गं गणपतये नमः शरणं गणेश।

Je salue Ganapati (Ganesha), le seigneur des troupes. Je cherche refuge en toi, Ô Ganesha.

HISTOIRE

Ganesha est connu comme le dieu qui aide à surmonter les obstacles. Il permet aussi d'attirer la prospérité et la réussite. Il est également vénéré comme le patron des écoles et des étudiants, symbolisant la connaissance et l'apprentissage. Il nous accompagne sur chaque étape décisive, avec sagesse, intelligence et force.

Sa tête d'éléphant symbolise la sagesse et l'intellect, sa grande oreille, son écoute attentive aux prières de ses dévots, son grand ventre représente la capacité à accepter et à digérer les bonnes et les mauvaises expériences de la vie. Le fait qu'il ait été créé à partir de la terre par Parvati symbolise son lien avec la nature. Fils de Shiva, il est définitivement l'une des divinités les plus vénérées dans l'hindouisme. Son attribut le plus célèbre est la hache d'or, Parashu, qui représente la destruction des illusions.

EFFETS

La mudra Ganesha est souvent invoquée au début de nouveaux projets, de voyages, et de cérémonies assurant succès et protection. Elle symbolise le courage, la confiance et une ouverture envers les autres êtres humains. Cette mudra nous enseigne comment trouver la force tranquille, entre manifestation et lâcher prise, pour avancer sous de bons auspices et protégé.

Cette mudra stimule l'activité cardiaque, renforce les muscles du cœur, ouvre les tubes bronchiques et libère toute tension dans cette zone.

PRATIQUE

- Les doigts sont unis et crochetés entre les deux mains. En exerçant une légère résistance dans l'accroche, comme si on voulait séparer les bras, on peut ressentir notre force de volonté par une légère activation musculaire.
- Traditionnellement les mains sont au niveau du cœur, à la verticale, parfois à l'horizontale.
- Lorsque les mains sont placées à l'horizontale, la droite en dessous représente la structure, qui permet à la créativité d'être canalisée et exprimée. Si la main gauche est en dessous alors la créativité et la fluidité soutiennent la structure.
- Cette mudra permet de soutenir l'intensité d'un pranayama (comme Kapalbhati ou Bhastrika).

चनि मुद्रा

CHIN OU GYAN MUDRĀ

Mudra de la conscience

(Plénitude, discernement, transcendance)

USAGE

Méditation, Pranayama, Asana

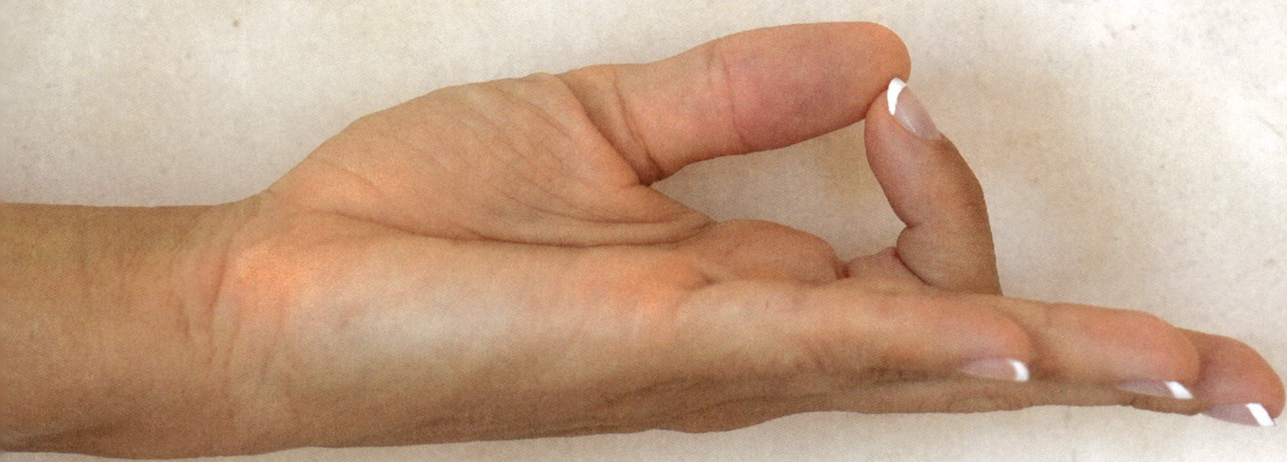

Ce mantra est une invocation de l'essence divine suprême.

Om Sat Chit Ananda Parabrahma Purushothama Paramatma Sri Bhagavathi Sametha

ॐ सत् चित् आनन्द परब्रह्म पुरुषोत्तम परमात्मा श्री भगवती समेत

Je salue le Parabrahma, l'absolu qui est vérité, conscience et félicité, le Purushothama, l'âme suprême, ensemble avec la déesse Bhagavati, je rends hommage au seigneur divin.

HISTOIRE

Chin, ou Chit, signifie « conscience pure », concept fondamental dans la philosophie indienne. Il s'agit de l'aspect de l'existence qui est toujours conscient, au-delà de l'esprit et des pensées. C'est la nature essentielle de l'âme (Atman) et de l'ultime réalité (Brahman). La conscience et la sagesse ne sont que deux faces d'une même réalité. Cette mudra est aussi appelée Gyan mudra, qui désigne la connaissance spirituelle ou la sagesse transcendantale.

Le pouce représente Brahman, l'âme universelle (conscience collective). L'index représente Jivatman, l'âme individuelle incarnée (conscience individuelle). Lorsque l'on place le pouce sur l'index, l'égo (ahamkara), s'incline devant la conscience suprême pour que le pratiquant puisse cheminer vers la libération, l'éveil, le Samadhi. Ainsi, en apprivoisant l'égo grâce à la pratique régulière, l'être humain s'élève vers un état de conscience plus subtile.

EFFETS

Cette mudra permet de réduire les distractions causées par les pensées tourbillonnantes et petit à petit de ne plus se laisser irriter, mettre en colère ou sombrer dans la dépression. Par ce geste, le cerveau est entraîné à un réflexe neurologique qui nous fait revenir à une qualité de présence, à la fois dans le présent du vécu et dans le présent de l'observation. La concentration, la mémoire, le sommeil s'améliorent car les niveaux de cortisol diminuent grâce à cette pratique.

PRATIQUE

- Aujourd'hui on réalise communément cette mudra ainsi : l'extrémité du pouce touche la pointe de l'index. Le reste des doigts peut être aligné (lors de pranayama vivifiant par exemple) où légèrement repliés (surtout lors de méditation, lorsque les mains sont relaxées et reposent sur les genoux).
- Les doigts (majeur, annulaire et auriculaire) peuvent être allongés ou ouverts en fleur.
- Cette forme peut être ramenée devant le cœur, à l'horizontale ou la verticale.
- Une variante possible est de toucher la base du pouce avec le bout de l'index.

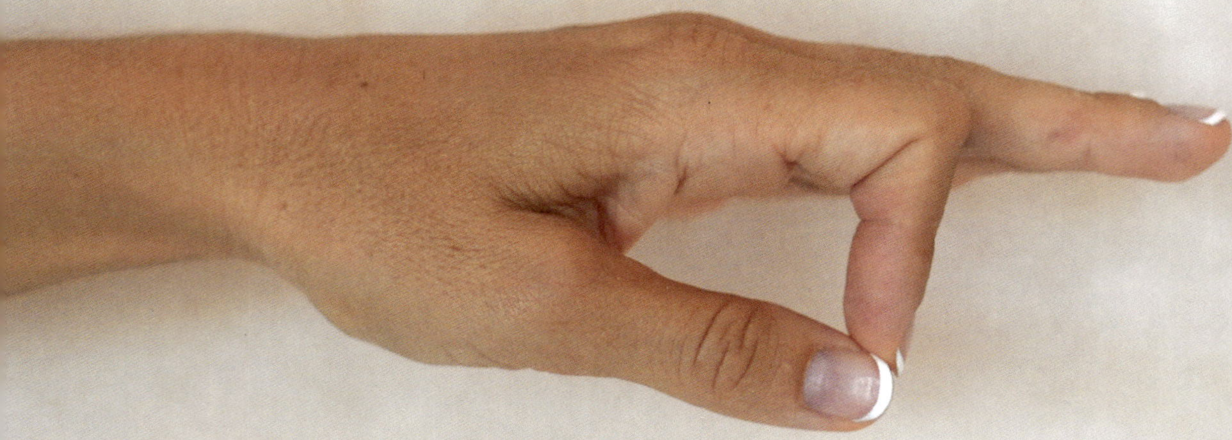

ज्ज्ञान मुद्रा

JÑĀNA OU VITARKA MUDRĀ

Mudra de la sagesse

(Plénitude, apprentissage, libération)

USAGE

Méditation, Pranayama, Asana

Ce mantra est une prière pour être guidé·e vers la vérité, la lumière spirituelle et l'immortalité.

Om Asato Mā Sad-Gamaya
Tamaso Mā Jyotir-Gamaya
Mrityor-Mā Amritam Gamaya

ॐ असतो मा सद्गमय तमसो मा ज्योतिर्गमय मृत्योर्मा अमृतं गमय

Conduis-moi de l'irréel au réel, des ténèbres à la lumière, de la mort à l'immortalité. Om, paix, paix, paix.

HISTOIRE

Jnana signifie « connaissance, savoir ou sagesse transcendantale ». Le pouce et l'index forment un cercle qui représente l'union, la complétude. Cette reconnaissance de l'unité est un objectif ultime du yoga, par l'union entre l'homme et le divin, et de l'Atman (âme du grand Soi) avec Brahman (âme du monde).

Les trois doigts tendus symbolisent les trois gunas : les trois qualités du monde manifesté qui maintiennent en mouvement toute la création, aussi bien à l'échelle microscopique que macroscopique.

– Le majeur représente Sattva : l'équilibre, l'harmonie.
– L'annulaire représente Rajas : l'activité, le mouvement.
– L'auriculaire représente Tamas : l'inertie.

Parfois, la main droite en Jnana mudra est levée vers le cœur, paume tournée vers le dévot, les doigts vers le haut en signe de connexion, d'enseignement, de transmission. Elle représente aussi l'illumination spirituelle et certains ascètes choisissent d'être enterrés vivants dans cette position de l'illumination. Un squelette vieux de 2 700 ans a été retrouvé ainsi au Rajasthan.

Les bouddhistes appellent cette mudra Vitarka mudra, le geste du dialogue. Elle est utilisée par le Bouddha en référence au flux perpétuel et à l'échange d'informations. Le Christ était également représenté avec cette mudra sur d'anciennes icônes byzantines.

EFFETS

La mudra Jnana favorise une meilleure concentration et une plus grande clarté mentale, laissant place à l'étude. Les extrémités du pouce et de l'index permettent de relier énergétiquement tout le corps et les différents corps qui nous constituent, les koshas, dans notre intégrité. Ce geste symbolise la nature connectée de la conscience, de la vibration, du frémissement.

PRATIQUE

• La variation avec les doigts (majeur, annulaire, auriculaire) en fleur favorise l'expression et l'ouverture au monde. Alignés, ils symbolisent la rigueur et une direction énergétique précise.

• Cette mudra tenue dans une main renforce l'effet de la mudra tenue dans l'autre.

पद्म मुद्रा

PADMA MUDRĀ

Mudra du lotus

(Pureté, beauté, grâce, persévérance)

USAGE

Méditation, Pranayama, Asana

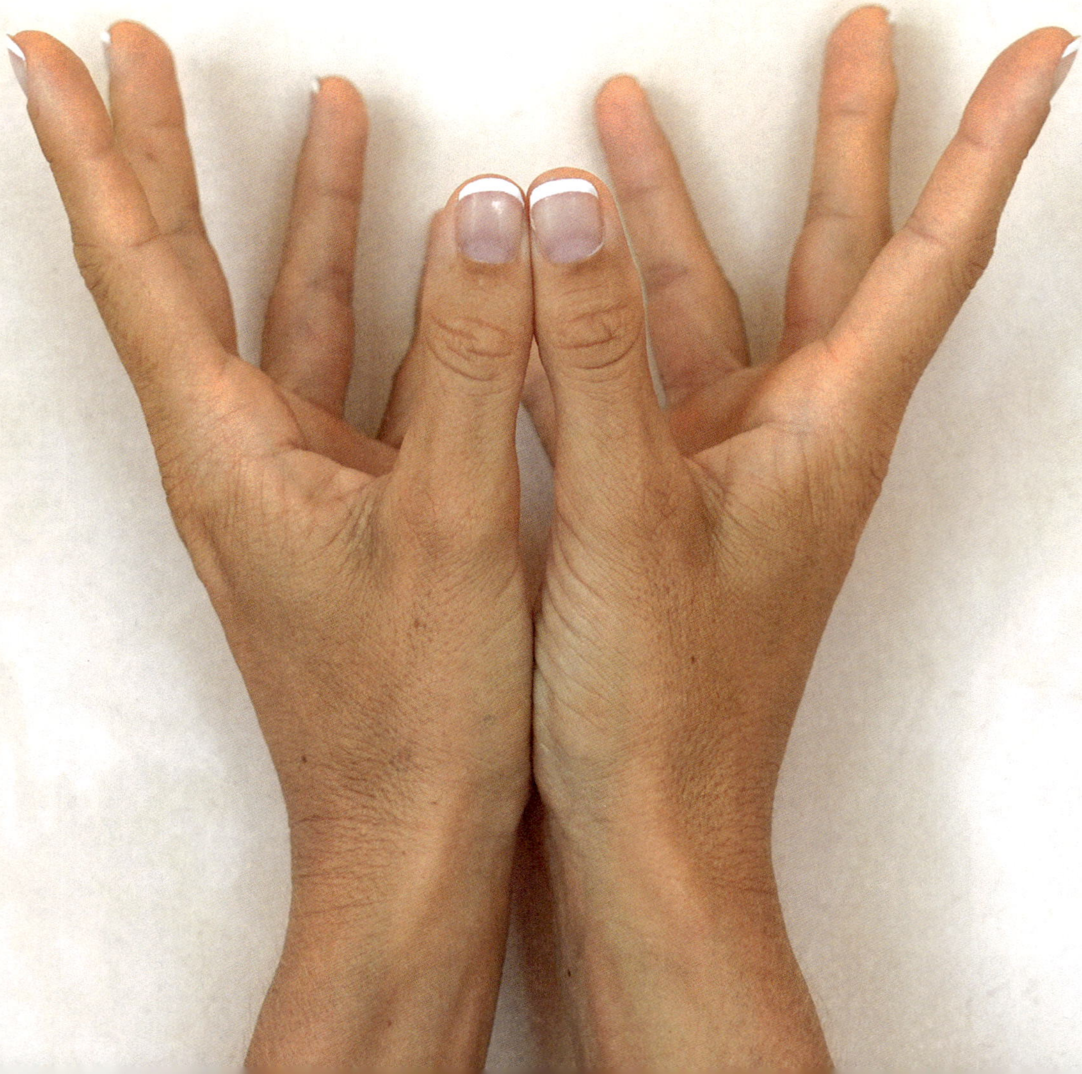

Ce mantra bouddhiste est une invocation à la compassion et à la sagesse d'Avalokiteshvara. Il est puissant pour la purification et la compassion.

Om Mani Padme Hum

ॐ मणि पद्मे हूँ

L'union de la compassion (le joyau) et de la sagesse (le lotus) mène à l'illumination.

HISTOIRE

La fleur de lotus est une métaphore de la beauté, elle sort de la boue, des eaux troubles, pour irradier sa pureté immaculée sur les eaux paisibles. Cette fleur illustre le chemin spirituel et la croissance personnelle de chacun qui s'élève au-dessus des défis et des difficultés de la vie quotidienne. Le lotus accompagne particulièrement l'élève, le sadhaka.

Selon une légende, le dieu Brahma, créateur de l'univers, est né du lotus sorti du nombril de Vishnu, qui dormait sur les eaux primordiales. Le lotus représente ainsi la création et la pureté.

Lors du Barattage de l'océan de Lait (Samudra Manthan), mythe fondateur pour restaurer l'harmonie sur terre, les forces du mal (asuras) et du bien (devas) ont coopéré, ce qui fit émerger des trésors et des êtres merveilleux de l'océan, dont la belle et radieuse déesse Lakshmi, déposée sur un lotus et portant un lotus doré dans ses mains. Elle était la personnification de la beauté, de la prospérité, et de la fortune.

Dans le bouddhisme, le lotus est un symbole important de l'illumination et de l'éveil spirituel. Une légende bouddhiste raconte que lorsque le Bouddha a marché pour la première fois après son éveil, des lotus ont fleuri partout où il a posé le pied, symbolisant la pureté et la renaissance spirituelle.

EFFETS

La mudra Padma est directement reliée au cœur, à l'ouverture de l'âme humaine et à la transcendance des limites matérielles. Le creux des mains recueille l'énergie et les doigts s'ouvrent comme des pétales vers le ciel.

En refermant les doigts, on peut visualiser la graine du lotus, promesse silencieuse de son épanouissement. Cette fleur nous enseigne la persévérance, la capacité à se frayer un chemin hors de la boue pour s'élever vers la lumière, avec confiance et résilience. Elle défie le temps, honorant les cycles naturels où la graine devient fleur et la fleur retourne à la graine.

Le yogi ou la yogini cherche à maintenir un état d'équilibre et d'harmonie intérieure, quelles que soient les circonstances extérieures, aspirant à ouvrir son cœur à l'amour, à la compassion et à la connexion avec les autres êtres.

PRATIQUE

- Les contours des paumes de mains, les pouces et les auriculaires sont joints en continuité.
- Le plus souvent, les mains sont devant le cœur, elles peuvent aussi s'élever au-dessus de la tête, symbolisant le lotus qui éclot.

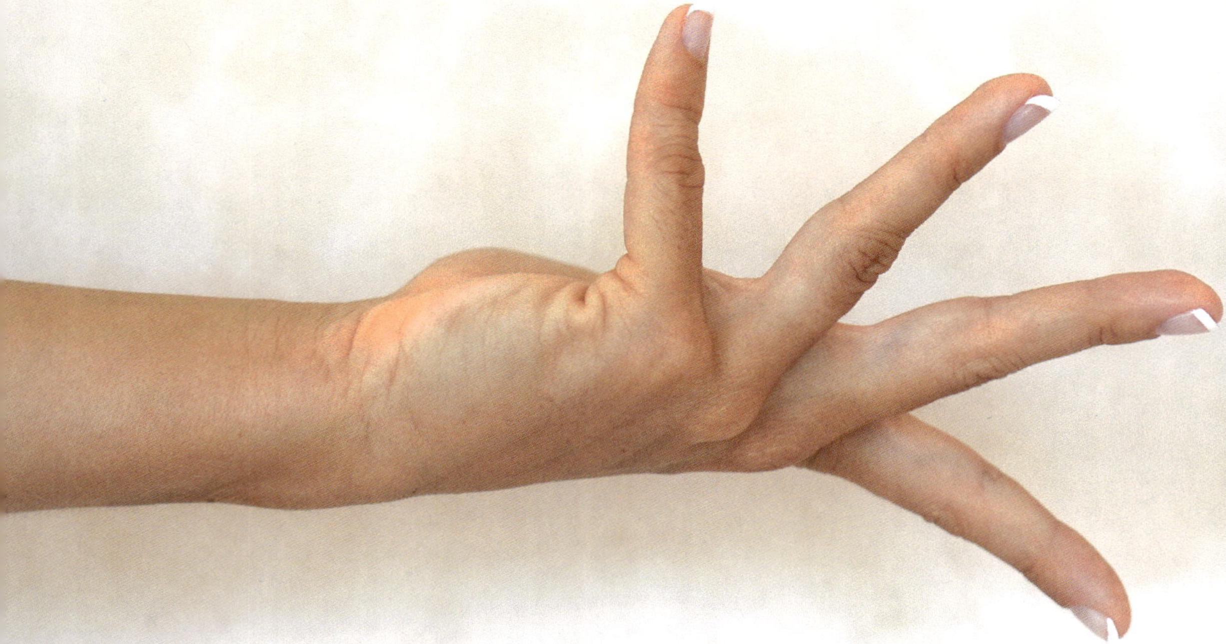

आलपद्म मुद्रा

ĀLAPADMA
OU ARDHA PADMA MUDRĀ

Mudra du demi-lotus

(Grâce, expansion, plaisir, perception)

USAGE

Asana, Danse

Ce mantra de dévotion s'adresse à la déesse représentant le guerrier intérieur et incite à faire confiance à notre soi divin.

Jai Ambe Jagadambe Mata Bhavani Jai Ambe

जय अम्बे जगदम्बे माता भवानी जय अम्बे

Gloire à Ambe, la mère du monde, à Bhavani, la mère divine.

HISTOIRE

La pratique du yoga est à la fois un espace d'introspection et un outil d'expression. Longtemps réservée aux hommes, cette discipline a connu une transformation profonde au siècle dernier. Avec la démocratisation du yoga et l'arrivée des femmes, la ligne droite cède peu à peu place au cercle et à la rondeur, symbole de fluidité, d'harmonie et d'ouverture. De nouvelles pratiques, plus souples, ondulantes et dansantes, émergent, apportant une dimension féminine et intuitive. Cette transformation s'accompagne d'une recherche du subtil et de la Shakti, l'énergie créatrice, que l'on retrouve notamment dans l'utilisation des mudras.

Le Vinyasa yoga incarne cette liberté d'exploration. En s'affranchissant des formes strictes, il ouvre la voie à l'expressivité. L'application de cette créativité se retrouve jusque dans la finition des mains. À ce titre, l'utilisation de Padma et Alapadma mudra incarne le symbole d'épanouissement et de résilience du lotus, à la croisée de l'instinct et de l'organique.

EFFETS

La mudra Padma est largement utilisée dans la danse indienne, et s'intègre de plus en plus au yoga. En danse, cette mudra exprime le lotus en fleur, le fruit, le mouvement circulaire, la séparation de l'être cher, le désir de l'être cher, le miroir, la pleine lune, la beauté, le demi-nœud, le village, la colère, le lac, l'oiseau, la hauteur ; elle sert à louer et à demander quoi, pourquoi et où.

Le demi-lotus est une ode à l'expression, à la sensibilité et au plaisir. Il accompagne avec douceur le trajet de l'énergie. Il pose une intention innovante, celle d'assumer l'expression de soi dans la progression de l'art ancestral qu'est le yoga, dans toute son envergure. Cette mudra pourrait être ma mudra signature. J'aime particulièrement travailler la relation entre le centre et les extrémités, depuis le bas-ventre et jusqu'au bout des doigts. C'est dans la perception de notre environnement par « les yeux des doigts », depuis notre dextérité vers nos profondeurs, que l'on peut amplifier notre émerveillement, créer de la joie et honorer le dialogue avec la vie.

PRATIQUE

- Le jeu du bout des doigts accompagne parfaitement les mouvements en spirales, les postures d'endurance comme Utkatasana, ou les mouvements de transition.

पताका मुद्रा

PATAKA MUDRĀ

Mudra du drapeau

(Direction, précision, focus, détermination)

USAGE

Asana, Pranayama

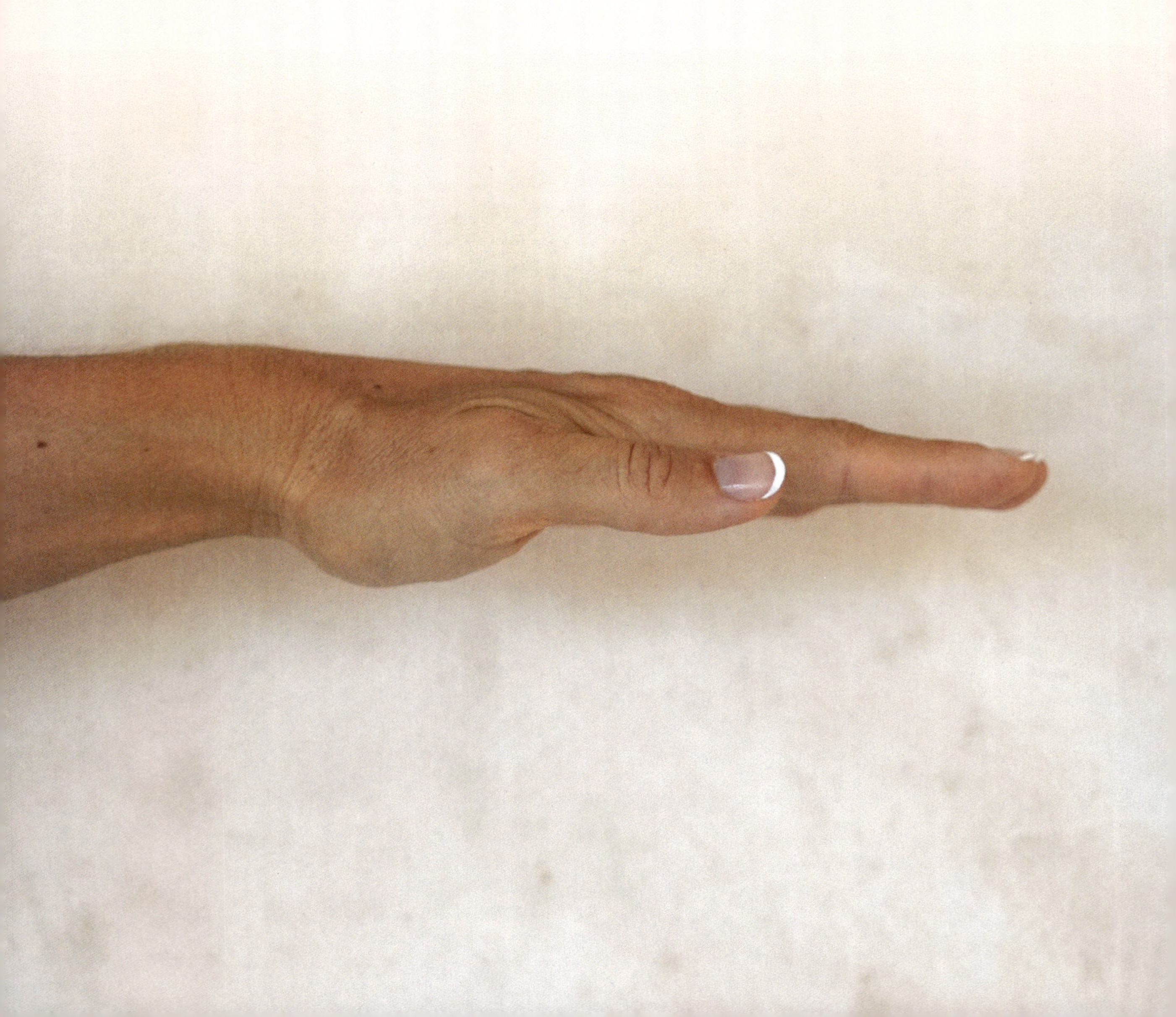

Ce mantra est une invocation pour la guérison
et la protection contre la mort prématurée.

Om Tryambakam Yajamahe Sugandhim Pushtivardhanam Urvarukamiva Bandhanan Mrityor Mukshiya Maamritat

ॐ त्र्यम्बकं यजामहे सुगन्धिं पुष्टिवर्धनम् उर्वारुकमिव बन्धनान्मृत्योर्मुक्षीय मामृतात्

Nous adorons le seigneur Shiva qui nourrit toute vie. Puissions-nous être libérés des liens de la mort, mais ne jamais être séparés de l'immortalité.

HISTOIRE

Il n'y a étrangement aucune description de cette mudra dans les textes de référence, alors que c'est sûrement la posture des mains la plus communément utilisée dans l'ensemble des asanas : elle est peut-être trop évidente !

Dans la tradition du Hatha yoga ou du yoga Ashtanga, les doigts sont généralement alignés et unis pour donner une direction claire et précise à l'énergie qui circule.

Dans la tradition du yoga Ashtanga, les doigts sont alignés pendant toute la pratique des asanas. Ce type de yoga a été créé par Pattabhi Jois dans un contexte d'entraînement militaire pour le roi de Mysore. Le yoga, à l'origine davantage méditatif, devient, particulièrement à partir de cette époque vers 1930, un exercice de plus en plus physique – phénomène amplifié au contact de l'Occident. Cette position des doigts correspond à une énergie masculine qui contraste avec l'usage de la mudra Alapadma précédemment décrite.

EFFETS

Savons-nous observer notre corps, l'énergie que nous y mettons, que ce soit dans la posture en général, ou dans l'activation d'une main ? Il y a tout un monde à explorer entre un état de relâche, de relaxation, d'activation optimale, ou de tension. Dans le yoga, le mouvement est effectué en conscience : la direction énergétique présente dans le centre du corps et en tous points, jusqu'au bout des doigts, est une clôture, un sceau de la posture dans sa complétude. La main est l'articulation du corps la plus agile. Lui donner cette linéarité permet de déplacer plus facilement l'attention sur d'autres articulations qui sont bien plus difficiles à mobiliser.

Dans la danse, cette mudra est l'une des plus versatiles, avec une multitude de significations : l'ouverture et la fermeture, le début de la danse, le flux de l'eau, les nuages, la forêt, prêter serment, le vent, se reposer, entrer dans une route étroite, bénir, la lumière de la lune ou du soleil, la gifle... Ces notions sont plutôt mouvantes, alors que la mudra semble figée, mais il y a de la subtilité dans la rigidité aussi.

PRATIQUE

- La mudra Pataka requiert une attention complète pour activer la main, sans trop la tendre ni trop la relâcher. La maintenir dans le temps demande un engagement musculaire continu et une attention pleinement disposée.
- La main allongée avec les doigts écartés fait sentir une tout autre énergie.
- L'activation optimale inclut le poignet qui doit être dans la continuité de l'avant-bras, et non cassé.
- Les doigts sont allongés, et non en coupelle vers le haut.

क्षेपण मुद्रा

KṢEPAṆA ou KALI MUDRĀ

Mudra de la ténacité

(Transformation, puissance, féminin)

USAGE

Méditation, Pranayama, Asana, Danse

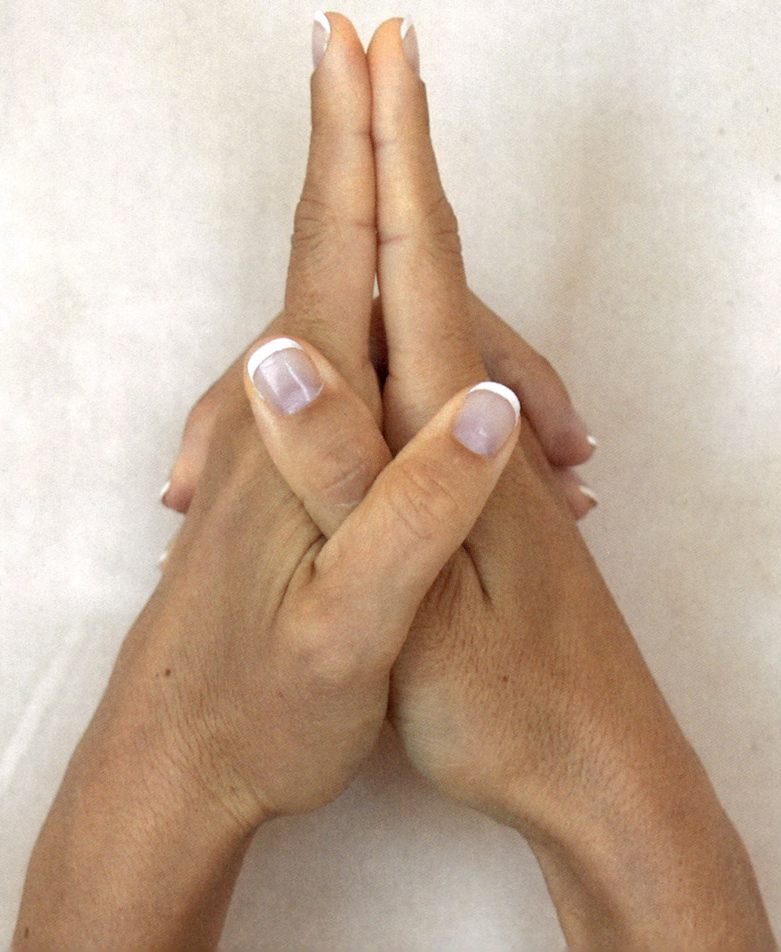

Ce mantra est une invocation à deux puissantes formes de la mère divine, symbolisant la destruction du mal et la protection.

Jaya Mata Kali, Jaya Mata Durge
Kali Durge Namo Namah

जय माता काली, जय माता दुग'< काली दुग'< नमो नमः

Gloire à mère Kali, gloire à mère Durga.
Je m'incline devant Kali et Durga avec respect.

HISTOIRE

Ksepana, signifiant « élimination ou jet », est souvent associée à la purification, qu'elle soit physique, par l'élimination des toxines, ou philosophique, par le rejet des illusions ou attachements matériels.

Kali, déesse hindoue redoutable, incarne la destruction, la transformation et la libération. Elle est vénérée comme la déesse qui sauve l'univers de la tyrannie et symbolise la puissance féminine et la rédemption. Elle anéantit Raktabija, un démon jusqu'alors invincible, puisque chaque goutte de son sang qui touchait le sol se transformait en une nouvelle réplique identique à lui-même. Kali apparut du front de Durga, avec une fureur dévastatrice, la langue rouge saillante, la peau noire aux longs cheveux épars, et portait un collier de têtes humaines, une épée, une ceinture de crânes et une jupe faite de bras coupés. Après la bataille, ivre de rage et de soif de destruction, elle continua de danser sur le champ de bataille, menaçant de détruire le monde entier. Pour apaiser sa colère, son mari, le dieu Shiva, se coucha à ses pieds.

EFFETS

La mudra Ksepana puise dans la force intérieure, générant des ressources insoupçonnées. Les doigts croisés symbolisent la fermeté et la résolution, tout en invoquant l'énergie transformatrice de Kali. Associée à l'équilibre entre les polarités féminine et masculine, elle aide à canaliser les émotions extrêmes et à retrouver son centre en cas de déséquilibre. Physiologiquement, elle favorise l'élimination par le corps (gros intestin, peau, poumons) et renouvelle l'énergie.

PRATIQUE

- Les mains croisées avec les index pointés, on peut laisser un espace entre le creux des paumes ou les coller.
- Les index peuvent pointer vers le sol, le ciel ou toute autre direction.
- Concentrez-vous sur l'expiration, pour décharger davantage.
- Cette mudra ne doit pas être maintenue trop longtemps, pour ne pas se vider de ce que l'on souhaite conserver en soi.

वषि्णु मुद्रा

VIṢṆU ou NASAGRA MUDRĀ

Mudra de Vishnu

(Énergie, canal, équilibre)

USAGE

Pranayama

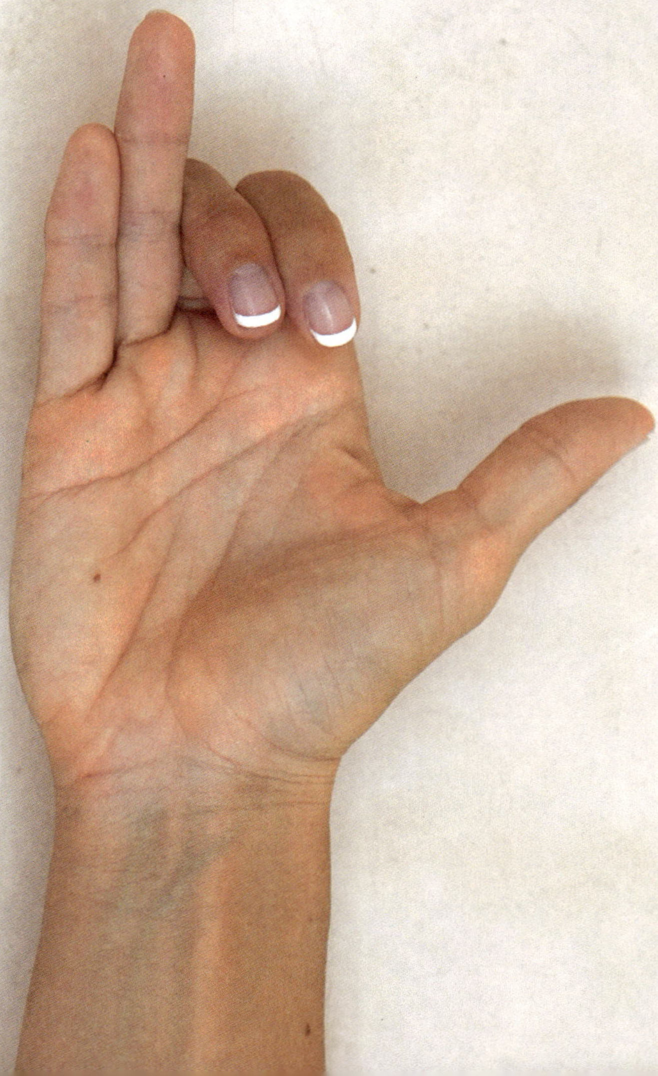

Cette prière énumère mille noms différents de Vishnu, dans le Mahabharata.

Viṣṇu Sahasranāma

विष्णु सहस्रनाम

On se gardera ici de faire apparaître ces mille noms, dont chacun représente une qualité, une action ou un aspect particulier de ce dieu, tels que la bonté, la protection, la sagesse, la puissance et la préservation.

HISTOIRE

Vishnu est le dieu de la préservation et de la protection de l'univers dans la Trimurti, aux côtés de Brahma (le créateur) et Shiva (le destructeur). Son rôle est de maintenir l'ordre cosmique, le dharma, et de protéger le monde des forces du mal et du chaos. Il est aussi un modèle d'éthique, de justice et de compassion divine. Souvent représenté avec une peau bleue ou noire et les attributs suivants :

– le Chakra (Sudarshana), un disque tournoyant symbolisant le pouvoir divin et l'esprit cosmique ;
– le Shankha (coquillage), symbole de l'origine du son primordial, Om, et de la pureté ;
– le Gada (masse) qui représente la force physique et mentale ;
– le Padma (lotus), symbole de la pureté, de la beauté et de la renaissance.

Parmi ses milliers d'avatars, dix incarnations sont connues comme les Dashavatara et descendent sur terre pour sauver l'humanité. Vishnu est bienveillant envers ses dévots et est déterminé à maintenir l'ordre et l'équilibre dans l'univers. Les légendes qui l'entourent illustrent le concept hindou selon lequel l'immortalité est réservée à ceux qui servent le dharma, ou l'ordre moral divin.

Cette mudra est aussi appelée Nasagra mudra, la mudra du nez, en référence à la position des doigts près des narines lors de la pratique de la respiration alternée.

EFFETS

Vishnu mudra est utilisée dans le pranayama de Nadi Shodhana – la respiration alternée des narines. Cet exercice a pour objectif principal de purifier les nadis, les canaux subtils d'énergie vitale (prana) dans le corps. Les nadis principaux, Pingala (canal solaire) et Ida (canal lunaire), sont alors sollicités et harmonisés. Pingala est associé à l'énergie active, dynamique et solaire, tandis qu'Ida reflète l'aspect réceptif, intuitif et lunaire de notre énergie vitale.

Lors de la pratique, on inspire par une seule narine, le pouce sert à fermer la narine droite et l'annulaire ferme la narine gauche. La pratique propose une multitude de cycles de respiration, avec ou sans rétention du souffle (kumbhaka), et des variations de durée à l'inspiration (puraka) et à l'expiration (rechaka), permettant d'approfondir progressivement le contrôle du souffle et la purification énergétique.

PRATIQUE

- On utilise la main droite pour effectuer la mudra Vishnu, en pliant l'index et le majeur, vers la paume.
- Il est aussi possible de déplier l'index et le majeur pour qu'ils se posent doucement entre les sourcils, permettant une stabilité et une connexion au troisième œil.

MUDRAS DES ÉLÉMENTS

CHAQUE DOIGT CORRESPOND À UN ÉLÉMENT ET LE POUCE, QUI REPRÉSENTE LE FEU, ACTIVE LES AUTRES.

Voici un moyen mnémotechnique pour retenir les éléments associés à chaque doigt, du pouce à l'annulaire : FASEW, soit Fire Air Space Earth Water, (ou en français FAETE soit Feu Air Espace Terre Eau). Ces mudras sont simples et merveilleuses pour soutenir nos méditations, en reconnaissance des éléments que nous avons besoin de réguler.

मुकुल मुद्रा

MUKULA
OU SAMANA MUDRĀ

Mudra du bouton de fleur

(Potentiel, développement, équilibre)

USAGE

Méditation, Pranayama, Asanas

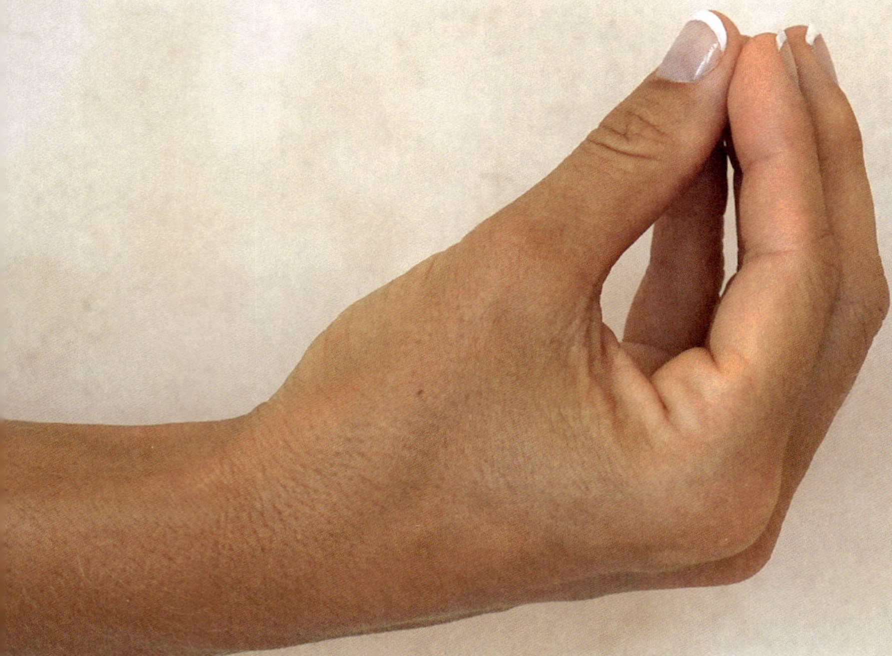

Le Gayatri mantra est l'un des plus anciens et sacrés de l'hindouisme,
une prière universelle pour l'illumination spirituelle et l'éveil de la conscience.

Om Bhur Bhuvaḥ Swaḥ, Tat Savitur Vareñyaṃ,
Bhargo Devasya Dhīmahi, Dhiyo Yo Naḥ Prachodayāt

ॐ भूर् भुवः स्वः तत् सवितुर्वरेण्यं भर्गो देवस्य धीमहि धियो यो नः प्रचोदयात्

Méditons sur la gloire du divin créateur Savitur. Puisse-t-il illuminer nos esprits et guider notre intellect vers la lumière et la sagesse.

HISTOIRE

Mukula fait référence à un bourgeon sur le point d'éclore, représentant le potentiel, la croissance et le renouveau. Chaque doigt représente un élément, la jonction de tous les doigts est une forme de réunion des 5 éléments (Mahabhuta) :

– Agni, le feu, correspond au pouce considéré comme une source de l'énergie vitale : transformation, digestion, purification du métabolisme ;
– Vayu, l'air, correspond à l'index : mouvement, respiration, circulation des énergies, contrôle des pensées ;
– Akasha, l'éther, correspond au majeur symbolisant l'espace intérieur : immensité, vacuité, potentialité ;
– Prithvi, la terre, correspond à l'annulaire : solidité physique, stabilité émotionnelle, ancrage ;
– Jal, l'eau, correspond à l'auriculaire : fluidité, adaptabilité, régulation des émotions.

Samana est l'un des cinq pranas, pancha prana vayus, ces courants d'énergie qui traversent le corps, les souffles vitaux. Samana Vayu est associé à la région du nombril et du plexus solaire.

Il est responsable de l'équilibre, de la distribution des nutriments, de l'assimilation et de la digestion au niveau physique, ainsi que de l'équilibre des pensées et des émotions au niveau mental.

EFFETS

La mudra Mukula permet de méditer sur les éléments de la nature et sur notre propre constitution. Lorsque tous les éléments sont en équilibre, nous gagnons en lucidité et en perspicacité. Cette mudra peut être apposée sur la partie du corps qui a besoin d'énergie. La mudra régule et maintient l'équilibre entre ces cinq éléments, Mahabhuta, constituants du corps et de la réalité, de toute chose matérielle et énergétique, qui font partie, consciemment ou pas, de nos vies.

PRATIQUE

• Tous les doigts de la main se touchent et le poignet reste allongé.

• En apposant les deux mains en Samana mudra, celle du dessous les doigts vers le haut, celle du dessus les doigts vers le bas, avec les pointes de doigts qui se touchent, on obtient Chonmukha Mukha mudra, qui calme le mental et harmonise l'apana et le prana, soit l'énergie descendante et ascendante dans le corps.

वायु मुद्रा

VĀYU MUDRĀ

Mudra de l'air

(Énergie, vitalité, mouvance, expression)

USAGE

Méditation, Pranayama

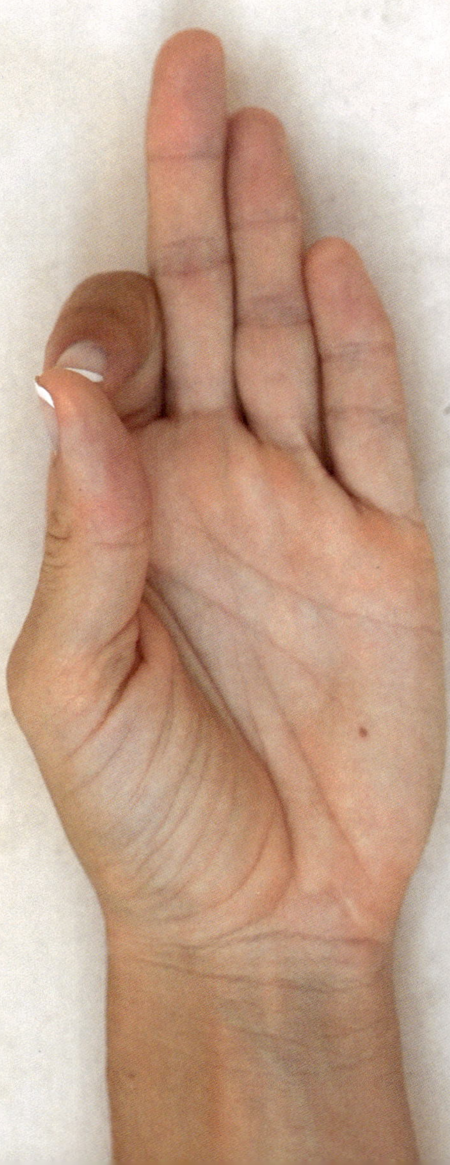

Ce mantra est une prière au dieu Vayu, incarnation du souffle, essentiel à la vie et au prana.

Om Tatpurushaya Vidmahe Vayu Devaya Dhimahi Tanno Vayuh Prachodayat

ॐ तत्पुरुषाय विद्महे वायु देवाय धीमहि तन्नो वायुः प्रचोदयात्

Nous méditons sur le seigneur Vayu, dieu du vent. Que Vayu, le souffle vital, nous guide et nous inspire avec son énergie divine.

HISTOIRE

Vayu, également connu sous le nom de Vata ou Pavan, est le dieu du vent, considéré comme l'une des forces primordiales de la nature. Il est l'un des principaux dieux védiques, vénéré pour son rôle crucial dans la création et le maintien de l'univers. Dans la cosmogénèse, il est une manifestation du souffle cosmique, animant le monde par son mouvement. Vayu contrôle les mouvements de l'air et des souffles vitaux dans l'univers, il est considéré comme la force vitale prana qui anime toutes les créatures vivantes, par la respiration et la circulation de l'énergie dans le corps.

Vayu est généralement représenté avec un éventail ou une lance, symbolisant son contrôle sur les vents et les tempêtes et il monte sur un char doré tiré par des chevaux rapides, représentant la vitesse et la force du vent.

EFFETS

Cette mudra joue un rôle clé dans la respiration et la circulation de l'énergie vitale, le prana, dans le corps. Sa pratique permet de dissiper les tensions et l'agitation, de la même manière que le vent disperse les nuages. La santé, la vitalité et l'humeur sont fortement influencées par les conditions atmosphériques et le vent, qu'il soit bénéfique ou non, contribue à ces fluctuations.

Vayu mudra est liée au chakra Anahata par son influence sur la respiration, aidant à calmer l'esprit, à apaiser l'anxiété et à favoriser la paix intérieure. En relation avec le chakra Vishuddha, cette mudra améliore la communication et l'expression personnelle. Un déséquilibre de ce chakra peut se manifester par des difficultés à s'exprimer ou par des peurs liées à la communication, et Vayu mudra aide à libérer ces blocages.

PRATIQUE

- Les doigts de la main sont délicatement allongés, l'extrémité de l'index plié touche la pulpe du pouce.
- Le pouce, dans sa qualité de feu, est un activateur.
- Lorsque la pulpe du pouce touche celle d'un autre doigt, cela active l'élément associé. Si le pouce passe par-dessus l'ongle, alors il apaise cet élément.
- Vayu mudra est la même mudra avec la même position de main que Jnana, Gyan et Chin, Vitarka mudras : ces formes sont des possibilités de se connecter au subtil, avec des nuances de sens selon l'intention du geste.

शून्य मुद्रा

ŚHŪNYA MUDRĀ

Mudra de l’espace

(Énergie, intuition, transcendance)

USAGE

Méditation, Pranayama

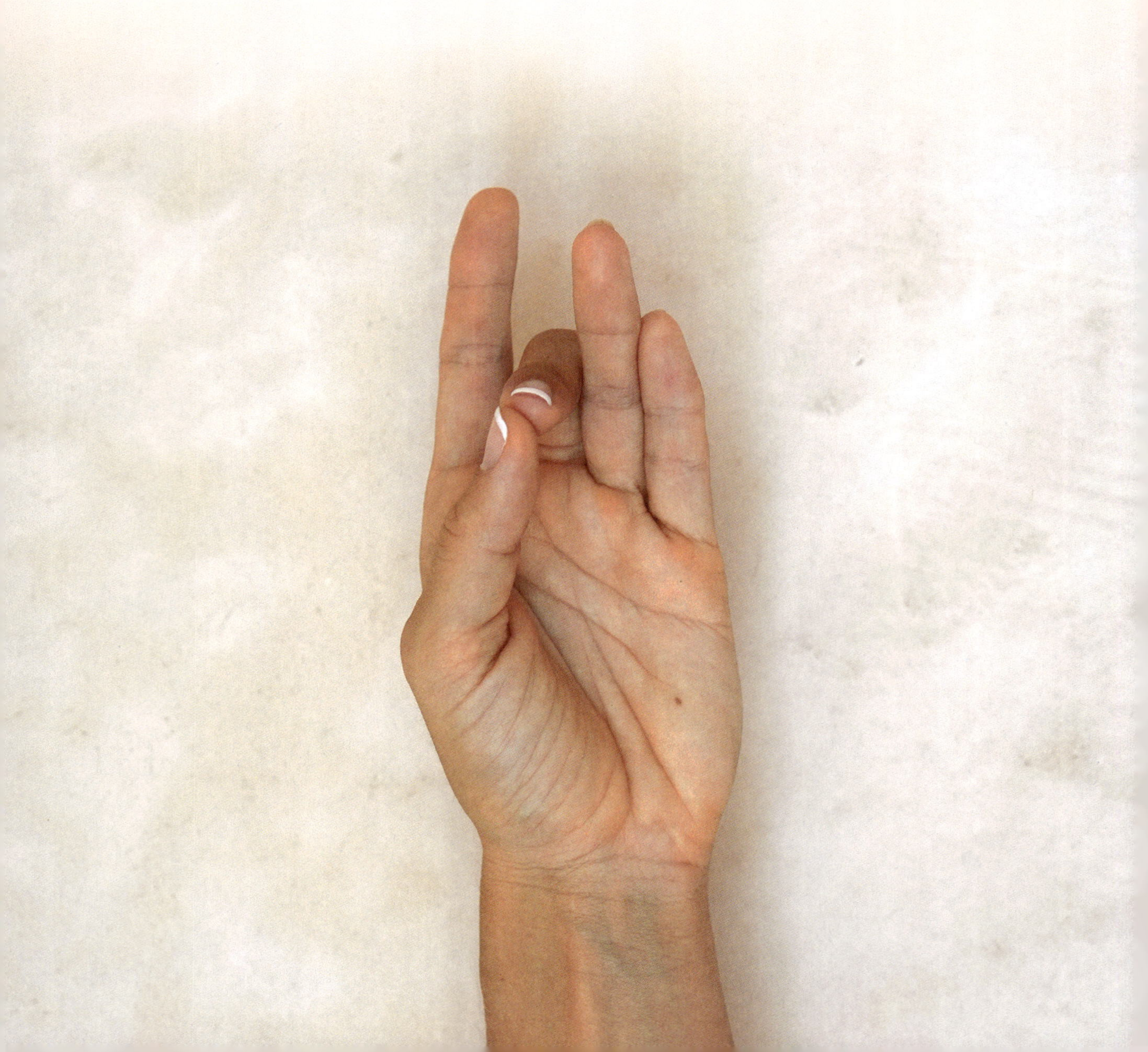

Ce mantra rend hommage à la notion de Shunya,
le vide ou la vacuité, qui représente l'état ultime de non-attachement,
de pure potentialité et de connexion avec l'infini.

Om Shunyaya Namaha

ॐ शून्याय नमः

Je m'incline devant le vide, l'absolu.

HISTOIRE

Shunya signifie « vide ou zéro ». C'est un terme souvent associé à la méditation et à la spiritualité, où l'esprit cherche à se libérer de toute pensée ou attachement. Une écoute profonde du monde intérieur est une forme d'audition interne qui nous permet de comprendre notre propre être et de nous relier à notre entourage et à notre environnement.

Le concept de l'espace ou éther, Akasha, est décrit comme une substance qui remplit l'univers. L'Akasha est le support des vibrations sonores, reliant tous les éléments entre eux. Perçu comme omniprésent, omnipotent et éternel, Akasha est la matrice de la création, un champ vital d'où émerge toute forme de vie. C'est l'espace infini où réside l'énergie cosmique vitale, le prana, qui anime et nourrit tout ce qui existe. Akasha est souvent décrit comme le cinquième élément, la base complémentaire des quatre autres (terre, eau, feu et air) et sans lequel ils ne pourraient exister. Toutes les actions, pensées et émotions de chaque être vivant, sont enregistrées dans l'Akasha, c'est ce qu'on appelle les archives akashiques, qui contiendraient la mémoire collective de l'univers et sur lesquelles on peut s'appuyer pour une compréhension plus profonde de la réalité et de soi.

EFFETS

La mudra Shunya permet de se connecter à l'espace, au ciel, au vide et à l'éther. Elle permet de se plonger dans le monde invisible, de s'extirper de la réalité pour contempler d'autres possibilités, permettant l'échange entre le corps physique et les plans spirituels, symbolisant l'harmonie universelle et l'interconnectivité de toutes choses.

Cette mudra est également associée à notre perception auditive, aidant à entendre ce que l'on veut et à comprendre avec clarté. Elle est particulièrement recommandée pour traiter les problèmes d'audition.

Le chakra correspondant à cette mudra est le Sahasrara, le chakra couronne, qui élargit la perception et l'intuition, permettant une meilleure compréhension de soi, au-delà de l'égo, et de l'univers, dans un état de conscience supérieure.

PRATIQUE

- Allongez délicatement les doigts de la main et pliez le majeur, de sorte que son extrémité touche le pouce.

- La pulpe du pouce peut aussi se déposer par-dessus l'ongle du majeur, apaisant ainsi l'élément de l'espace.

पृथ्वी मुद्रा

PṚITHVĪ MUDRĀ

Mudra de la terre

(Ancrage, stabilité, confiance)

USAGE

Méditation, Pranayama

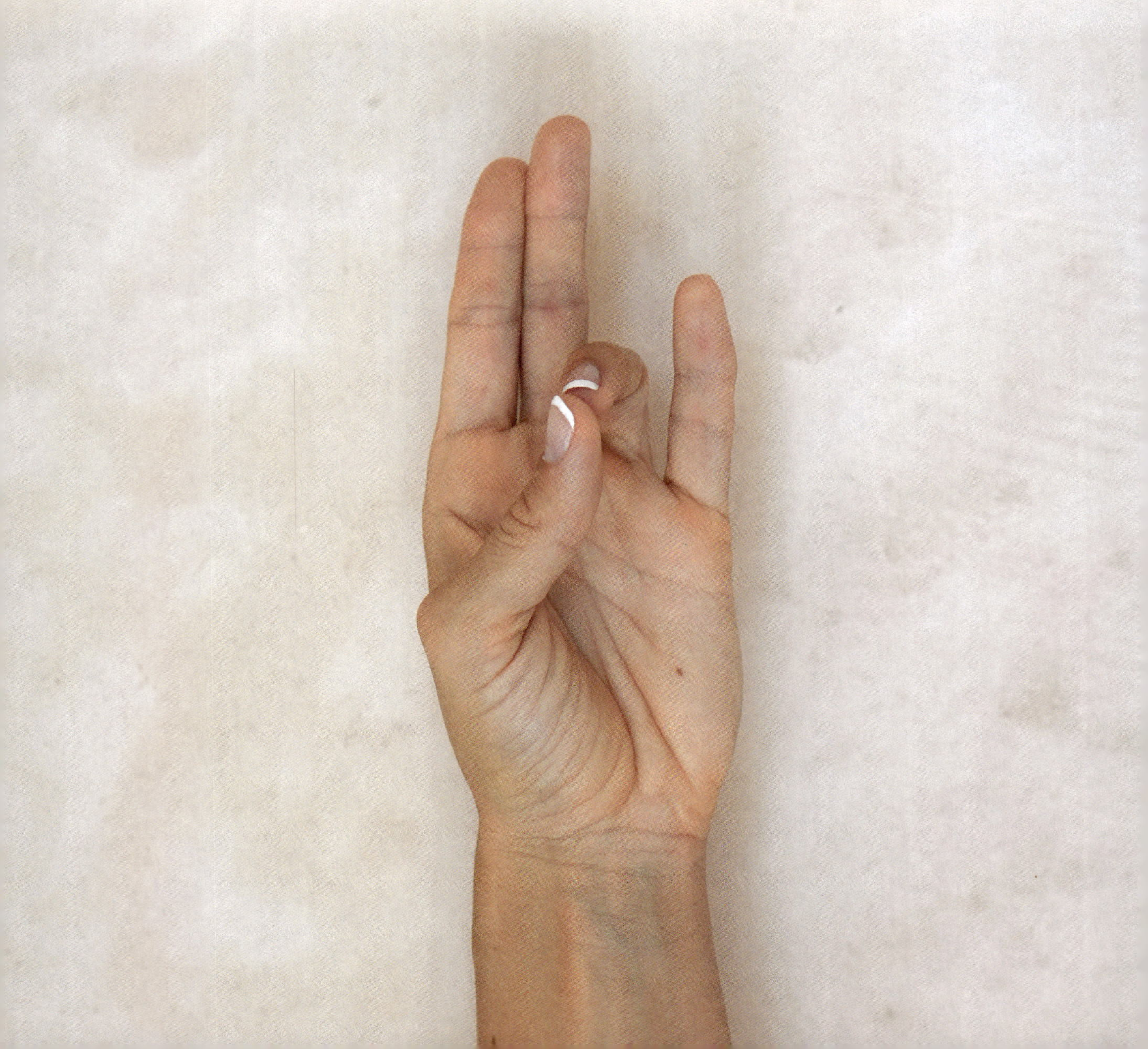

Ce mantra est une invocation à la terre, à sa force nourricière, et honore la connexion sacrée entre l'humain et la nature.

Om Sri Gaia Ma, Purnatva Gaia Ma

ॐ श्री गया माँ, पूर्णत्व गया माँ

Je salue mère Gaïa, la terre, dans toute sa plénitude et sa complétude.

HISTOIRE

Prithivi est la déesse personnifiant la Terre, souvent vénérée comme une mère protectrice. Elle est considérée non seulement comme la source de toute vie, offrant nourriture, abri et soutien à tous les êtres vivants, mais aussi comme le symbole de la stabilité et de l'endurance spirituelle. Elle représente la patience, la solidité et la constance. Avec le ciel, Dyaus, elle forme le couple divin terre et ciel, symbolisant l'interdépendance des éléments.

Prithivi désigne à la fois la déesse, la planète Terre en tant qu'entité physique, et l'élément terre, représentant la matière, la solidité et la manifestation matérielle. Une légende raconte que la Terre, sous l'apparence de Prithivi, fut capturée par le démon Hiranyaksha qui la plongea dans les profondeurs des océans, perturbant ainsi l'équilibre de l'univers. Pour la sauver, le dieu Vishnu prit la forme de Varaha, un sanglier et plongea dans l'océan pour ramener Prithivi à la surface et faire triompher la protection divine de la Terre.

EFFETS

Cette mudra permet de construire une base solide, offrant une sensation de sécurité et un cadre pour le bon fonctionnement de nos fonctions primaires et vitales. Notre bien-être en dépend. Un corps en bonne santé permet de réguler ses émotions et de trouver un équilibre intérieur. En travaillant notre relation à nos propres racines, nous trouvons cet espace de guérison qui nous permet de découvrir notre place dans le monde. L'environnement dans lequel nous vivons est une condition première déterminante de notre santé, et c'est pourquoi faire quelque chose pour la terre, pour la communauté, est un vecteur de bien-être.

Cette mudra est reliée au sens de l'odorat. Elle est bénéfique pour la santé des ongles, de la peau, des cheveux et des os. De plus, elle stimule la régulation thermique du corps, le foie, et l'estomac. Elle correspond sans surprise au chakra racine Muladhara, où réside notre force élémentaire.

PRATIQUE

- Les doigts sont délicatement allongés, l'annulaire plié, de sorte que son extrémité touche l'extrémité du pouce.

- La pulpe du pouce peut aussi se déposer par-dessus l'ongle de l'annulaire, apaisant ainsi l'élément terre.

भूदी मुद्रा

BHŪDI, VARUNA ou JAL-VARDHA MUDRĀ

Mudra de l'eau

(Fluidité, créativité, régénération)

USAGE

Méditation, Pranayama

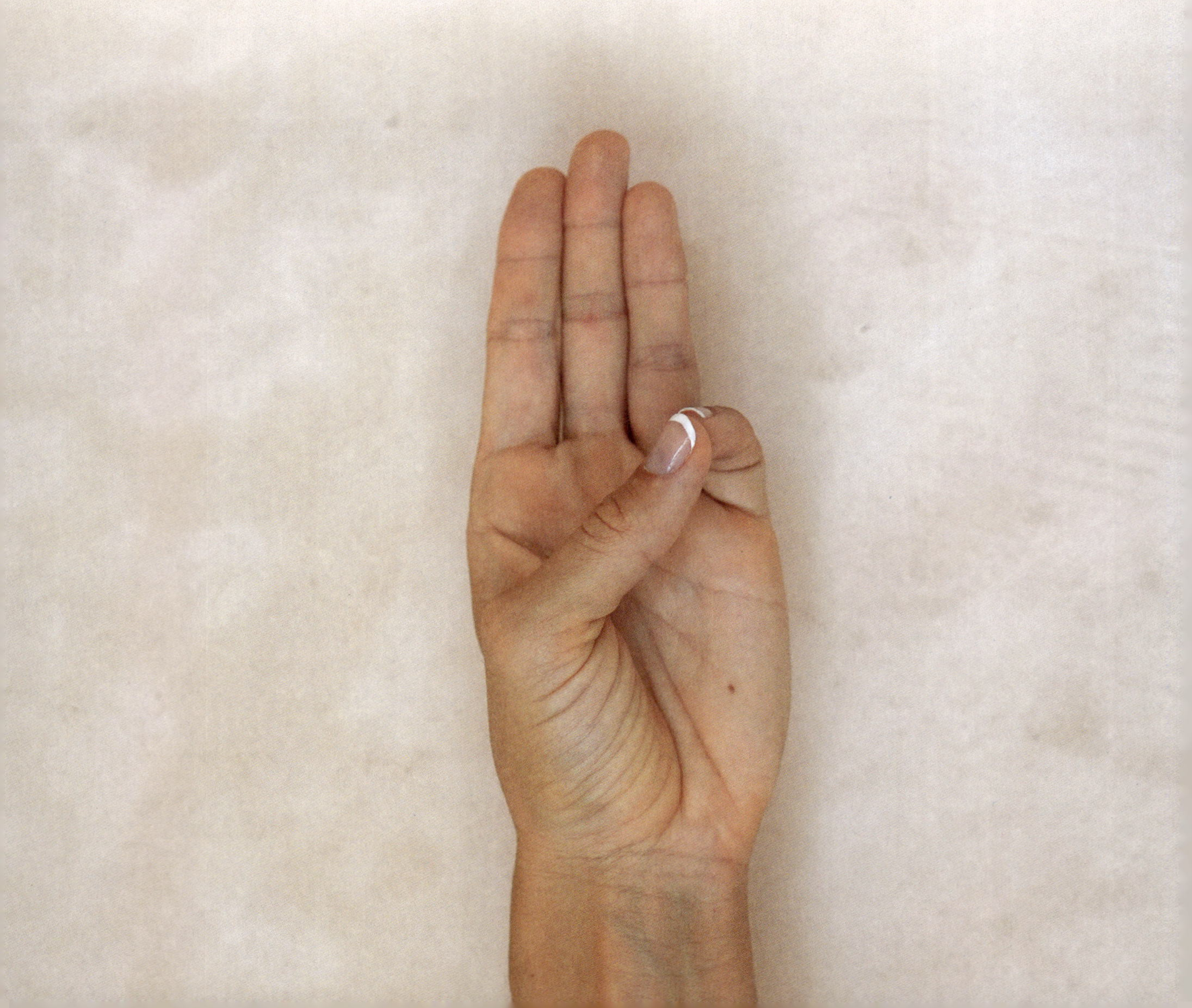

Ce mantra salue le divin dans les éléments de l'univers
et les trois plans d'existence : physique, mental, spirituel.

Om Apo Jyoti Raso'mritam Brahma
Bhur Bhuva Swarom

ॐ आपो ज्योति रसोऽमृतं ब्रह्म, भूर् भुवः स्वरोम्

Je m'incline devant les éléments qui sont l'essence même du divin Brahman, l'absolu, ainsi que les trois mondes : Bhur (terre), Bhuva (ciel), et Swaha (cieux).

HISTOIRE

Varuna est connu comme le dieu des eaux, des rivières et des océans, mais il est aussi omniscient et gardien de la loi cosmique Rta, la vérité absolue. En tant que protecteur de la vérité, Varuna veille à ce que les lois naturelles et morales soient respectées dans l'univers. Il préserve la vérité et intervient pour redresser les torts et guider les individus vers la voie de la droiture.

L'eau prend toutes les formes, elle coule sous l'influence de la gravité, s'élève par évaporation sous l'effet de la chaleur et peut être liquide, gazeuse ou solide. Le cycle de l'eau est une merveille de la vie. L'eau symbolise la fluidité et la capacité de transformation. En perturbant les cycles naturels, que ce soit dans notre corps ou dans notre environnement, on affecte l'équilibre de tous nos systèmes et de nos relations. Jala signifie « eau », Vardhak signifie « augmentation ou excès », Budhi est une des formes de l'intellect.

EFFETS

La mudra Varuna est souvent associée à la capacité de communication claire et à la clarté mentale, en renforçant la concentration et le discernement. Cette mudra nous invite à réfléchir sur le sens de notre vie et sur la qualité de notre relation avec nous-même et avec les autres.

Cette mudra aide aussi à réguler l'équilibre de tous les fluides du corps. Sa pratique apporte un sentiment de fraîcheur et de vitalité. L'eau, qui circule comme l'énergie, agit comme un pont entre l'énergie invisible et la matière tangible. Elle peut être utilisée contre la bouche sèche, les yeux trop secs qui picotent, ou les troubles de la région des reins et de la vessie. Elle améliore également le sens du goût. La Jala mudra correspond au chakra Svadhistana, qui encourage la créativité et le plaisir.

PRATIQUE

- Les doigts sont délicatement allongés, le petit doigt plié, de sorte que son extrémité touche celle du pouce.

- Il est également possible de placer le pouce sur la deuxième phalange du petit doigt.

MUDRAS PRANA

TOUTES LES MUDRĀS JOUENT AVEC NOTRE ÉNERGIE VITALE, IMPLIQUANT DIFFÉRENTS BÉNÉFICES.

Dans cette section, vous trouvez spécialement de quoi activer la circulation des flux énergétiques pour gagner en vitalité. Ces mudras permettent de communiquer au monde, avec entrain et présence. Ce sont des mudras dynamisantes d'intention et de manifestation.

प्राण मुद्रा

PRAṆĀ MUDRĀ

Mudra de l'énergie vitale

(Force vitale, puissance, régulation)

USAGE

Méditation, Pranayama, Asanas, Danse

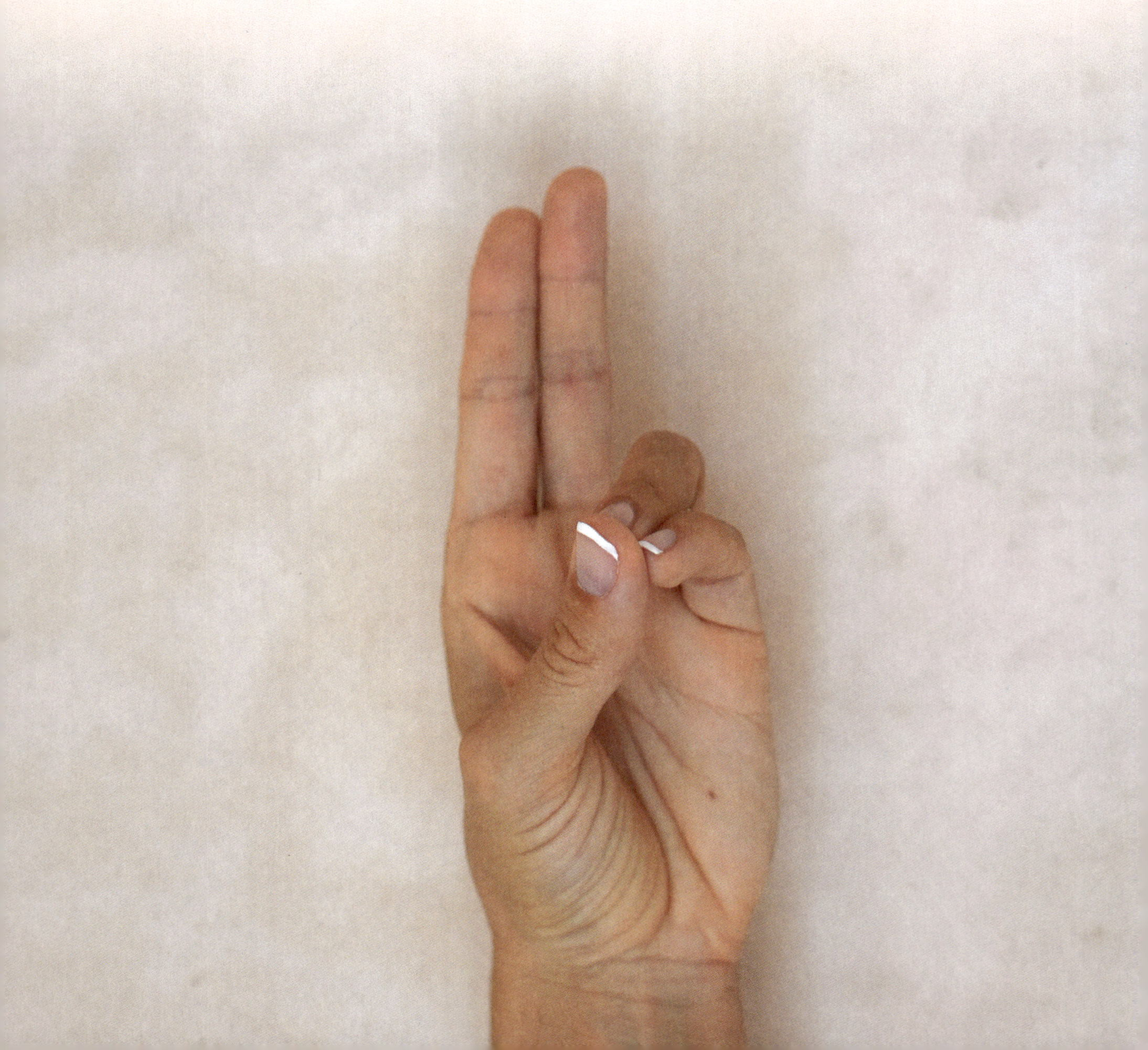

Ce mantra est une affirmation de l'unité entre l'individu et le divin, souvent utilisé pour aligner la respiration et l'esprit dans la méditation, et pour prendre conscience de l'unité entre le prana universel et notre propre souffle.

So Ham

सोऽहम्

Je suis cela.

HISTOIRE

Avant que l'univers manifesté ne prenne forme, il y avait un état primordial d'indifférenciation appelé Brahman, où seul existait le potentiel créatif infini. C'est à partir de ce Brahman que le prana, l'énergie vitale, émerge, catalysant le processus de création et de différenciation de l'univers matériel. Le prana est responsable de la naissance des éléments fondamentaux, la terre, l'eau, le feu, l'air et l'éther. Chaque élément est animé par une forme particulière de prana, lui conférant ses caractéristiques et sa dynamique.

En plus de son rôle dans la création naturelle cosmique, le prana est également crucial pour la vie organique individuelle. Il est la force vitale qui anime le corps, facilitant la respiration, la circulation et le métabolisme, la reproduction et la régénération des tissus, le système immunitaire. Il joue même un rôle majeur dans le système nerveux, soutenant la transmission des signaux nerveux entre le cerveau et le reste du corps. Le prana influence les émotions et l'état mental.

EFFETS

La mudra Prana équilibre et revitalise la circulation énergétique dans le corps. Cette mudra réduit la fatigue et la nervosité et coupe les distractions, pour faire circuler l'énergie dans la bonne direction.

Elle améliore aussi la vision, et donc notre perception du monde par la vue, notre appréciation de la beauté visible. Les yeux du yogi ou de la yogini sont illuminés d'une lumière spéciale, un brillant hors du commun, dit-on, c'est la clairvoyance qui transparaît. Une vision claire, dans tous les sens du terme, permet de connecter les idées, et de les structurer avec simplicité et impact.

Cette mudra est reliée au chakra du troisième œil Ajna et au chakra racine Muladhara : elle nous connecte à l'espace du bassin, où se crée la force élémentaire, là où le prana s'accumule et repose dans son état somnolent, avant d'être libéré et amplifié. Une fois l'énergie en mouvement, la circulation de celle-ci a lieu tout le long de la colonne vertébrale.

PRATIQUE

- L'index et le majeur pointent avec détermination, le pouce se joint à l'annulaire et l'auriculaire pliés.

- Il est également possible de disposer le pouce par dessus les deux autres doigts, qui sont alors davantage repliés.

- Cette mudra se prête particulièrement à être dansée. Cet usage sera idéal pour ressentir sa puissance !

अपान मुद्रा

APĀNA MUDRĀ

Mudra de la détoxification

(Élimination, purification, ancrage)

USAGE

Méditation, Pranayama

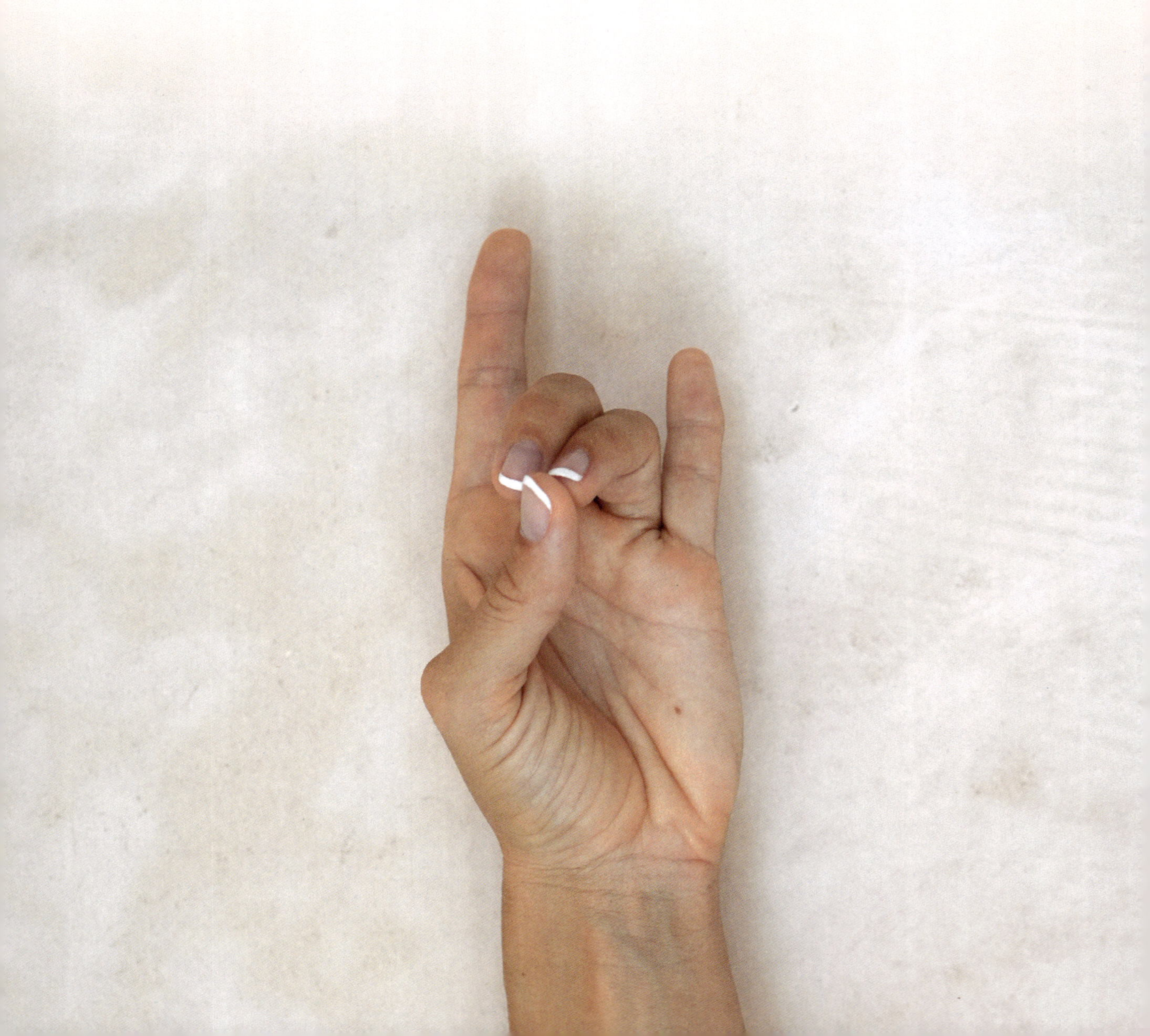

Ce mantra invoque les énergies de Ganesha, appelant à la dissolution des obstacles, à une protection contre les influences négatives et à l'ouverture vers de nouvelles opportunités.

Om Vakratundaya Namah

ॐ वक्रतुण्डाय नमः

Je salue Vakratunda, celui à la trompe courbée.

HISTOIRE

« Apan » ou « apana » fait référence à l'un des cinq principaux vayus, courants d'énergie subtils qui circulent à l'intérieur du corps humain. Dans le système des vayus, le prana est l'énergie ascendante, et apana, l'énergie descendante. Il faut équilibrer les entrées et les sorties pour ne jamais se laisser saturer. Apana est spécifiquement associé à l'énergie descendante et éliminatrice, responsable de l'épuration des déchets et des toxines du corps, ainsi que du contrôle des fonctions de transit telles que la digestion, l'évacuation des selles, la miction et la menstruation.

Lorsque l'énergie d'apana est déséquilibrée, des problèmes de santé tels que la constipation, les problèmes urinaires, les troubles digestifs ou des blocages émotionnels peuvent survenir.

EFFETS

Cette mudra permet d'évacuer ce qui n'est plus nécessaire, de faire de l'espace pour la nouveauté. Son rôle est indispensable et indissociable de celui, nutritif, du prana.

La mudra Apana a un effet purifiant, équilibrant et régulateur, par l'élimination de l'excédent énergétique et concrètement des déchets et des toxines. Cette mudra est liée à l'énergie d'ancrage, qui aide à maintenir la stabilité physique mais aussi mentale. Elle assure que l'énergie du prana reste bien ancrée dans le corps, prévenant ainsi l'agitation. Elle aide la méditation, dans la mesure où elle permet de calmer l'esprit et de se concentrer plus profondément. Ainsi, elle développe la vision et les plans subtils.

Apana Vayu est associé au Muladhara Chakra, centre de l'énergie de survie et de l'instinct primaire, situé à la base de la colonne vertébrale. Ainsi, la mudra permet de générer un sentiment de sécurité, de libération des attachements négatifs, des peurs et des émotions refoulées, contribuant ainsi à un esprit plus clair et à une meilleure santé émotionnelle.

PRATIQUE

- Le pouce, le majeur et l'annulaire sont joints en leurs bouts. L'index et l'auriculaire restent allongés.

- Lorsque l'annulaire est plié mais ne touche pas le pouce, on obtient la mudra Karana de la philosophie bouddhiste, avec des enjeux et bénéfices similaires.

अपान वायु मुद्रा (हृदय)

APANĀ VĀYU ou HRIDAYA MUDRĀ

Mudra du cœur et de stabilisation

(Décharge, ancrage, régulation, cœur)

USAGE

Méditation, Pranayama

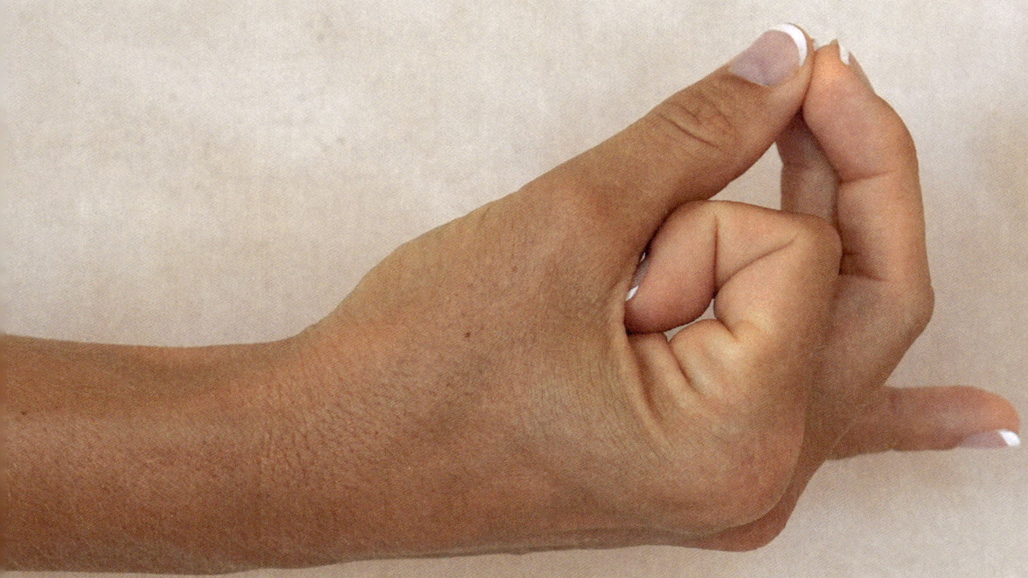

Ce mantra fait référence au sutra du cœur, un texte bouddhiste essentiel, qui condense la sagesse transcendante (Prajna Paramita) pour atteindre l'éveil.

Prajñā Pāramitā Hṛdaya

प्रज्ञा पारमिता हृदय

Le cœur de la perfection de la sagesse.

HISTOIRE

Apana Vayu mudra se distingue d'Apana mudra (décrite page précédente). La seule différence ici est que l'index est replié vers l'intérieur, touchant la base du pouce. Toutes les descriptions de Apana mudra sont valides. Apana Vayu est l'un des cinq courants d'énergie qui circule dans le corps, selon l'ayurveda. Celui-ci est associé à la région inférieure du corps, en particulier au bassin, au rectum et aux organes génitaux. Il est responsable de la digestion, de l'élimination des déchets du corps, tant physiques que mentaux, et de la régulation des fonctions d'excrétion et de reproduction. L'index correspond à l'élément air, pour mettre l'accent sur l'aspect de la circulation de l'énergie. C'est pourquoi cette mudra est également appelée Hridaya, en référence au cœur.

Dans les Upanishads, la Bhagavad-Gita et les textes ayurvédiques, « Hridaya » est utilisé pour décrire à la fois le cœur physique et le cœur spirituel, souvent associé à la pureté, à la compassion et à l'amour universel.

EFFETS

Un équilibre sain d'Apana Vayu est essentiel pour maintenir la santé générale, tant sur le plan physique que mental, et si on arrive à éliminer ce qui ne sert plus, alors on gagne l'espace qui permet notamment de rediriger l'énergie vers le cœur. Cette mudra peut être utilisée pour un bien-être optimal, pour calmer son état d'esprit, détendre le corps, spécialement si l'excitation se fait sentir en excès, ou que tout va très vite autour de nous.

Cette mudra est particulièrement bénéfique pour le cœur. Elle est aussi appelée la « mudra de la réanimation » en raison de sa capacité à soulager les problèmes cardiaques. Dans sa capacité à réguler les rythmes de notre corps, elle pourrait également atténuer le stress.

PRATIQUE

- L'index et complètement replié, de sorte à toucher la base du pouce. Simultanément, les extrémités du majeur et de l'annulaire touchent l'extrémité du pouce. L'auriculaire est allongé.

रुद्र मुद्रा

RUDRA MUDRĀ

Mudra du plexus solaire

(Vitalité, équilibre, régénération)

USAGE

Méditation, Pranayama

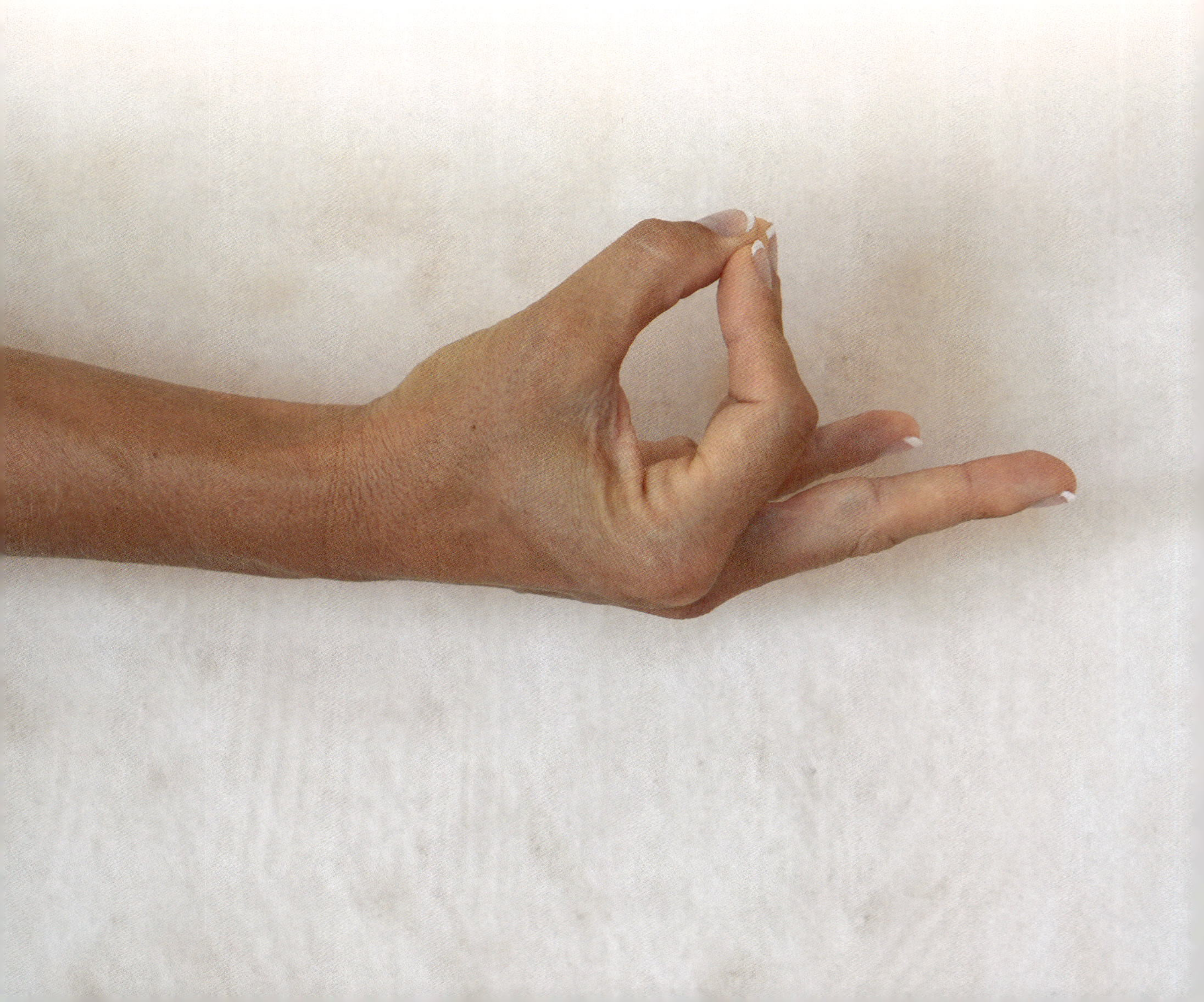

Voici une invocation à Rudra, l'une des formes les plus redoutables de Shiva, demandant protection, purification, et la destruction des obstacles sur le chemin spirituel.

Om Namo Bhagavate Rudraya

ॐ नमो भगवते रुद्राय

Je salue Rudra, l'aspect féroce et puissant de Shiva.

HISTOIRE

Le nom Rudra est l'un des noms les plus archaïques de la forme de Shiva dans les textes védiques et provient des premiers écrits de l'hindouisme. Le Rig Veda, l'un des textes les plus anciens de l'hindouisme, fait référence à Rudra comme une divinité redoutable associée à la tempête, à la foudre et à la chasse. Rudra est décrit comme un dieu farouche, aux aspects à la fois destructeurs et protecteurs ; il symbolise l'aspect intransigeant, féroce et régénérateur de Shiva, aux côtés de Brahma (le créateur), Vishnu (le préservateur) : la Trimurti du panthéon hindou.

Les arbres de Rudraksha (« aksha » signifie larmes, œil) sont nés des larmes de compassion tombées sur terre, versées par Shiva lorsqu'il méditait sur le bien-être de l'humanité. Les graines qui en découlent sont utilisées pour fabriquer des chapelets, les mâlâs, accompagnant les pratiques yogiques. Les graines sont également portées comme talismans pour la protection spirituelle, l'amélioration de la concentration, et pour apporter paix et clarté mentale.

EFFETS

Comme le mâlâ de Rudraksha porté par des saints, des ascètes et des pratiquants spirituels, la mudra Rudra est une révérence à Shiva, reconnue pour sa capacité à équilibrer les énergies intérieures, protéger contre les influences négatives, et favoriser la paix intérieure et la sagesse.

Elle amplifie l'équilibre émotionnel et la puissance qui émane d'un cœur apaisé. Cette mudra connecte aux divers attributs de Shiva, tout au long de son histoire, et depuis sa forme la plus ancienne à la plus élaborée. C'est une mudra de constance et de permanence aussi, en hommage à toutes les métamorphoses parcourues au cours d'une vie.

PRATIQUE

- Les extrémités du pouce touchent celles de l'index et de l'annulaire. Les deux autres doigts sont allongés.

- Il est possible de joindre les deux mains et faire se toucher la pulpe des doigts correspondants, pour créer une symétrie entre les deux côtés. Cela permet de faciliter l'expérience, si l'on souhaite méditer pendant un temps plus long.

महाशीर्ष मुद्रा

MAHĀŚĪRṢ MUDRĀ

Mudra du plexus solaire

(Décharge, relaxation, régénération)

USAGE

Méditation, Pranayama

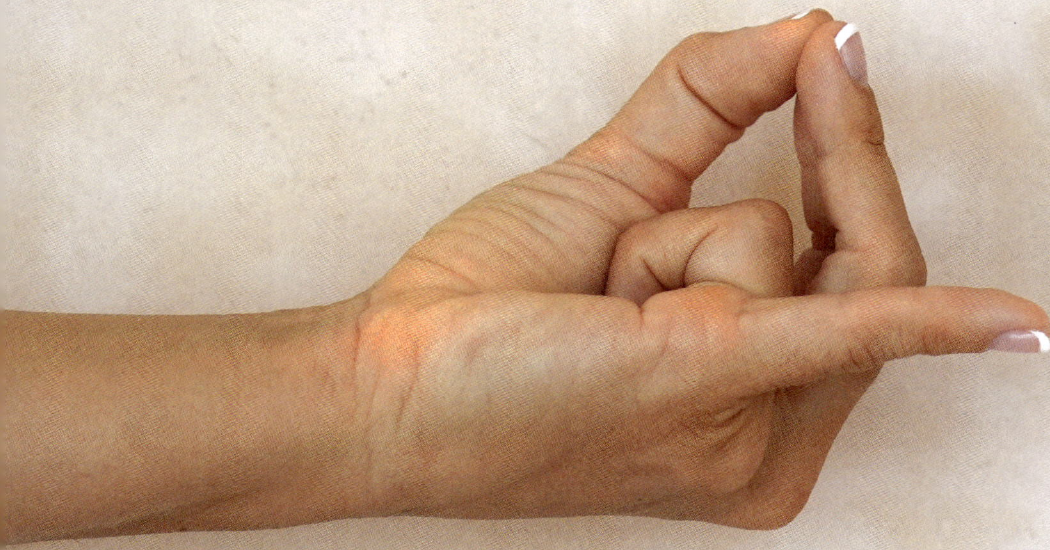

Ce mantra permet de se connecter à sa véritable identité et à l'essence divine, reconnaissant que la vérité est l'essence de tout ce qui est. C'est une affirmation de l'authenticité et de la pureté spirituelle.

Sat Nam

सत् नाम

Le nom est vérité, ou je m'incline devant la vérité.

HISTOIRE

En sanskrit, le terme Mahasirs est composé de *Maha* qui signifie « grand, majestueux ou puissant » et *Sirs* qui signifie « tête ». Ce nom évoque l'idée de soulager ou d'harmoniser la « grande tête », c'est-à-dire l'esprit et les pensées, pour réduire les tensions et les douleurs associées. Cette mudra pourrait être une tête d'animal si on en faisait une ombre chinoise, mais c'est sur la tête humaine qu'elle a une influence.

EFFETS

Mahasirs mudra est spécifiquement conçue pour apaiser les tensions mentales et physiques qui peuvent s'accumuler dans la tête et le cou. En ayurveda, les maux de tête peuvent être liés à un déséquilibre des doshas (Vata, Pitta, Kapha), et la Mahasirs mudra est souvent utilisée pour équilibrer ces énergies. Elle aide à harmoniser les éléments associés à l'air (Vata) et au feu (Pitta), qui sont souvent impliqués dans les douleurs et tensions de la tête.

Cette mudra aide à soulager les maux de tête, les tensions, et les blocages dans la région de la tête, y compris ceux causés par la fatigue oculaire ou les sinus congestionnés. Elle est aussi préconisée en cas de rhume ou d'allergies. Elle aide à réduire le stress et la pression, et à équilibrer les énergies dans le corps. Elle est souvent recommandée pour ses effets apaisants sur le système nerveux et pour aider à soulager la tension dans la tête, les sinus et le cou, en prévention ou si la gêne est déjà installée. Elle est utile pour calmer l'esprit et réduire les niveaux de stress et d'anxiété. Elle est particulièrement recommandée pour les personnes souffrant de stress chronique ou de surcharge mentale.

PRATIQUE

- Le pouce touche l'index et le majeur.

L'annulaire est totalement replié dans la paume.
L'auriculaire s'étend de tout son long vers l'extérieur.

कुण्डलिनी मुद्रा

KUṆḌALINĪ MUDRĀ

Mudra de l'énergie vitale

(Énergie sexuelle et créatrice, union ultime)

USAGE

Méditation, Pranayama

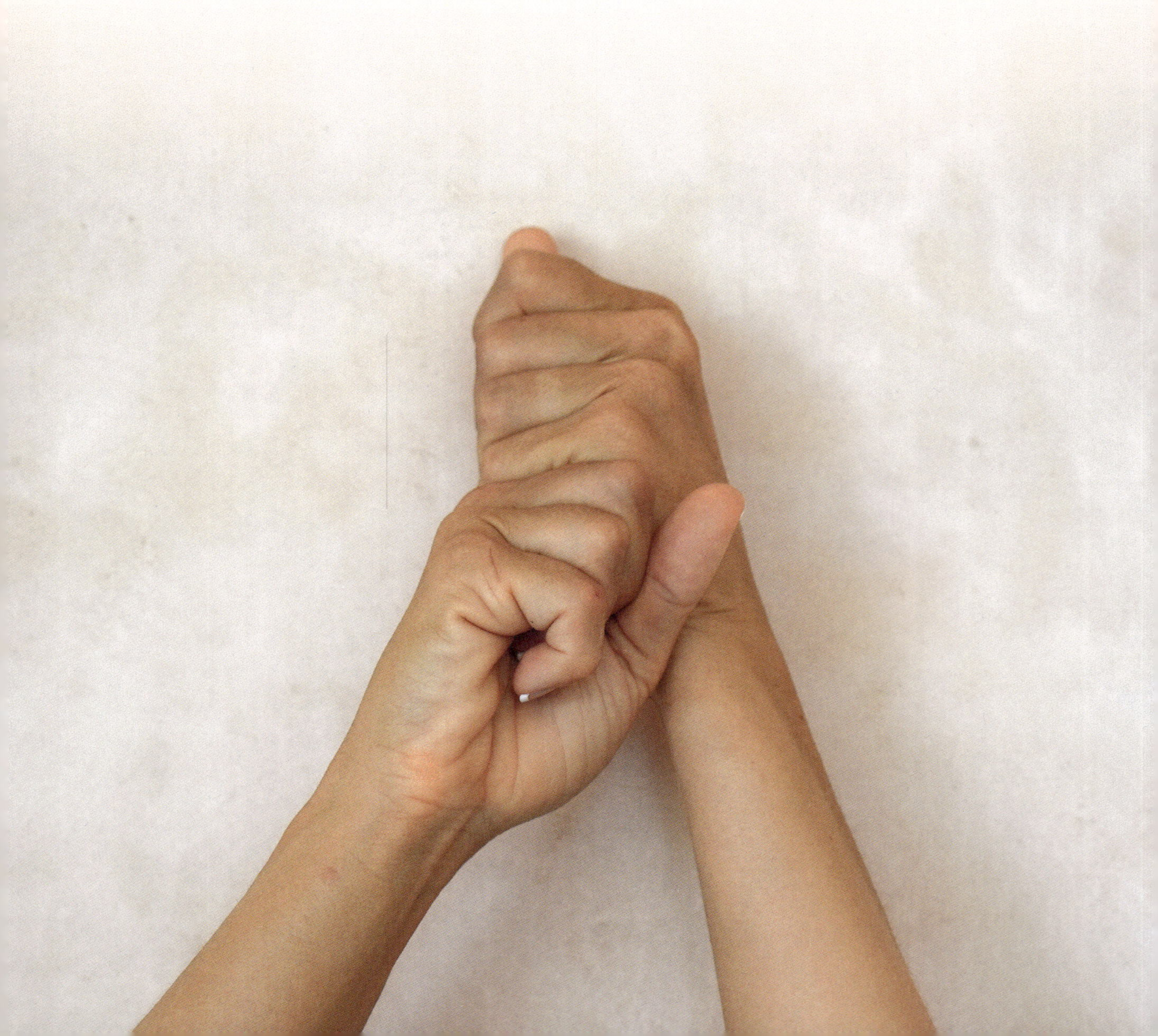

Ce mantra invoque et honore Kundalini, l'énergie spirituelle latente en chacun de nous, pour éveiller la conscience et atteindre la réalisation spirituelle.

Kundalini Mata Shakti Namo Namo

कुण्डलिनी माता शक्ति नमो नमो नम

Je salue la mère Kundalini, la force divine intérieure.

HISTOIRE

La Kundalini est une énergie de vie, enroulée et latente à la base de la colonne vertébrale, dans le chakra racine. Lorsqu'elle est éveillée, la Kundalini traverse les chakras principaux le long de la colonne vertébrale, conduisant à l'illumination et à l'éveil spirituel : processus représenté par un serpent enroulé autour du lingam. L'éveil de Kundalini est une décharge d'énergie vitale dans le corps, qui peut se traduire par des sensations de chaleur, des visions, des émotions intenses et une conscience accrue. Son éveil peut être progressif ou soudain, et peut varier d'une personne à l'autre en fonction de sa préparation et de sa sensibilité énergétique.

Elle est considérée comme un processus profondément transformateur qui doit être accompagné d'une pratique spirituelle adéquate et d'une guidance qualifiée. Les pratiques telles que les asanas du yoga, la méditation, la respiration et la purification sont utilisées pour éveiller et canaliser cette énergie de Kundalini. L'objectif ultime de l'éveil de Kundalini est de réaliser l'unité avec le divin, d'atteindre l'illumination et de transcender l'égo.

EFFETS

La mudra Kundalini sert à stimuler l'énergie vitale, à se connecter à la force de la créativité et de la sexualité. En sublimant l'énergie sexuelle, cette mudra aide à canaliser les forces créatives pour une croissance personnelle profonde. La main droite symbolise le monde extérieur, elle enrobe l'index qui se dresse comme un phallus et qui représente aussi l'esprit, la création, le créateur.

Elle renforce la volonté et l'endurance mentale, et équilibre les énergies masculines et féminines dans le corps. Activer l'énergie de la Kundalini nous connecte à nos fondations et favorise l'éveil spirituel et la transformation intérieure. Elle est un outil puissant pour élargir la perception et la conscience, et atteindre un état de félicité et de contenance.

PRATIQUE

- Le poing gauche est serré, avec l'index qui sort et pointe vers le haut. Toute la main droite enrobe l'index, en se refermant dessus.

- Le pouce de la main droite œuvre comme un clapet et renferme l'index de la main gauche, qui représente la colonne vertébrale, comme pour conserver son énergie.

- La mudra peut être maintenue au niveau du bas-ventre ou devant la poitrine.

शङ्ख मुद्रा

ŚHAṆKHA MUDRĀ

Mudra du coquillage

(Auspices, bon augure, purification)

USAGE

Méditation, Pranayama

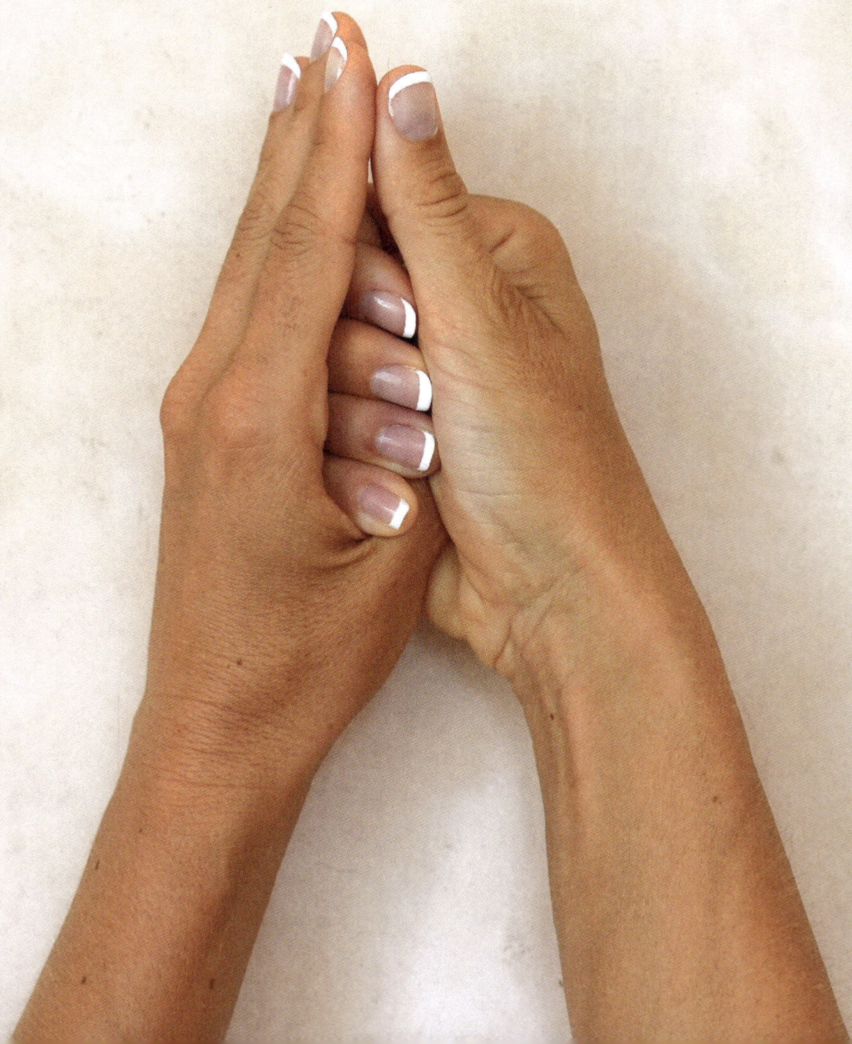

Voici une louange à Vishnu, décrivant ses attributs divins, symbolisant protection, souveraineté et sagesse.

Vishnu Sloka a Sankha Chakram Sa Kirita Kundalam

स शङ्ख चक्रम् स करीट कुण्डलम्

Je m'incline devant celui qui porte la conque et le disque, une couronne et des boucles d'oreilles.

HISTOIRE

Dans la mythologie hindoue, le shankha est un coquillage qui revêt une grande importance spirituelle, notamment en raison de son association avec le dieu Vishnu. L'une des plus anciennes histoires impliquant un shankha raconte que Vishnu, incarné en Krishna, a récupéré le shankha Panchajanya après avoir vaincu le démon Panchajanya.

Le son de la conque est si puissant qu'il symbolise la déclaration de guerre, mais aussi la résonance pacifique du Om et la destruction des forces du mal. Le shankha est encore vénéré comme un symbole de pureté, de puissance et d'augure favorable, un héritage qui perdure dans les rituels hindous aujourd'hui. La corne de conque est notamment soufflée le matin pour annoncer l'ouverture des portes du temple vishnouite.

L'eau versée dans un shankha est aussi utilisée pour l'ablution des idoles de divinités, ainsi que pour bénir les dévots. Cette eau est considérée comme purificatrice et sacrée.

EFFETS

Cette mudra peut être pratiquée en l'honneur de Vishnu, travaillant tous ses attributs et son sens de la justice. En creusant cette idée, elle améliore la parole juste en facilitant l'élocution, la clarté et l'aisance dans la communication.

Cette mudra apporte un sentiment de paix et de tranquillité. Elle a un effet très apaisant et mène à la concentration dans le silence, permettant à la vibration énergétique de surpasser la vibration sonore.

PRATIQUE

- Entourez votre pouce gauche avec les quatre doigts de votre main droite. En même temps, touchez le pouce droit avec l'index étendu de votre main gauche.

योनि मुद्रा

YONI MUDRĀ

Mudra de l'utérus et du principe féminin

(Féminité, fertilité, créativité)

USAGE

Méditation, Pranayama

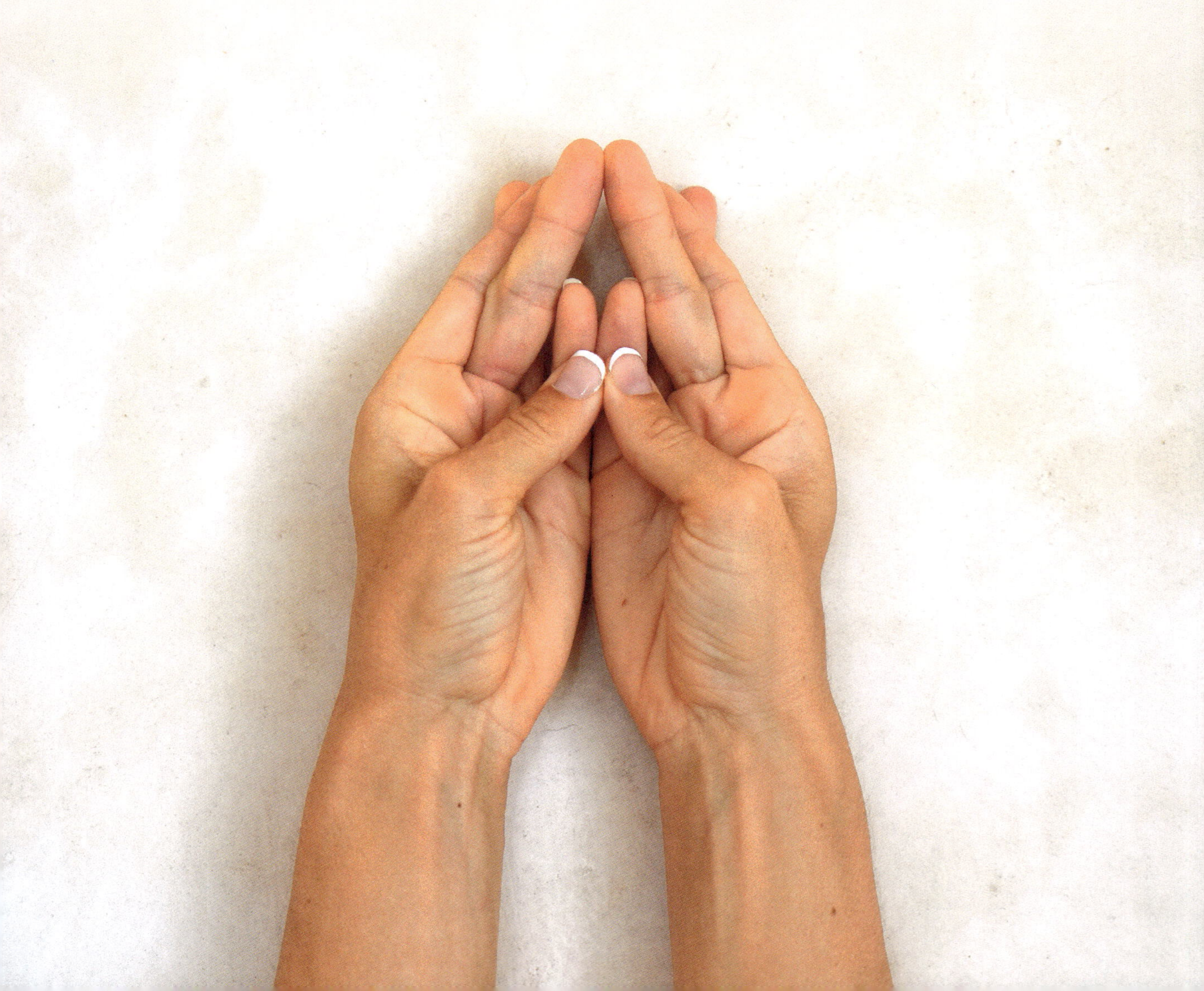

Ce mantra Mahalakshmi invoque la grâce de Lakshmi pour attirer la prospérité, la fortune et l'abondance dans tous les aspects de la vie.

Om Shrim Hrim Klim Maha Lakshmiyei Namaha

ॐ श्रीं ह्रीं क्लीं महालक्ष्म्यै नम

Je salue Maha Lakshmi, la grande déesse de la richesse et de l'abondance.

HISTOIRE

Le mot *Yoni* en sanskrit désigne le principe féminin, la source de la création, ou l'utérus ; il symbolise la fertilité, la naissance et la régénération. *Yoni* peut être utilisé pour décrire l'origine, la source ou la matrice de l'existence, mettant en avant l'aspect sacré de la féminité, le féminin sacré associé à la déesse Shakti.

Représentée sous forme ovale ou elliptique, elle est le prisme depuis lequel on peut accéder à l'unité de l'univers et la connexion entre le macrocosme et le microcosme. Le lingam, symbole du principe masculin de Shiva, et la Yoni représentent l'union sacrée de Shiva et Shakti, qui est considérée comme l'essence même de la création cosmique et de la réalisation spirituelle dans l'hindouisme.

EFFETS

La Yoni mudra est utilisée pour méditer sur la capacité féconde. Elle nous connecte à l'abondance de la terre et est l'alliée latente du masculin. Elle permet de cultiver l'amour maternel en soi, indépendamment de la capacité ou du désir d'enfanter : elle est une forme d'inconditionnel amour de la vie. Elle cherche et attire la vitalité. Sa connexion à l'univers est profonde.

La Yoni incarne aussi la capacité de transformation et de régénération. Elle est considérée comme la source de l'énergie créatrice qui imprègne tout l'univers. Le culte de la Yoni, en particulier dans le tantrisme, met l'accent sur l'importance du principe féminin dans l'équilibre cosmique. De nos jours, on y fait référence pour honorer et célébrer la féminité sacrée en soi-même et dans la nature. Ressentir l'énergie qui circule à travers cette mudra, c'est entrer dans une communication grandiose avec l'union de toutes les polarités, la création et l'unité. La contempler peut nous amener à sentir nos organes un à un.

PRATIQUE

- Les paumes sont tournées vers le haut. Les petits doigts (auriculaires) se touchent et sont légèrement orientés vers le haut.
- Les annulaires se croisent derrière les petits doigts et les index se déposent par dessus, assurant plus de stabilité.
- Les majeurs passent devant les annulaires, et se touchent en leur extrémité.
- Les pouces viennent se connecter au-dessus des auriculaires.

लिङ्ग मुद्रा

LIṄGA MUDRĀ

Mudra du phallus et du principe masculin

(Vivacité, force, érectilité)

USAGE

Méditation, Pranayama

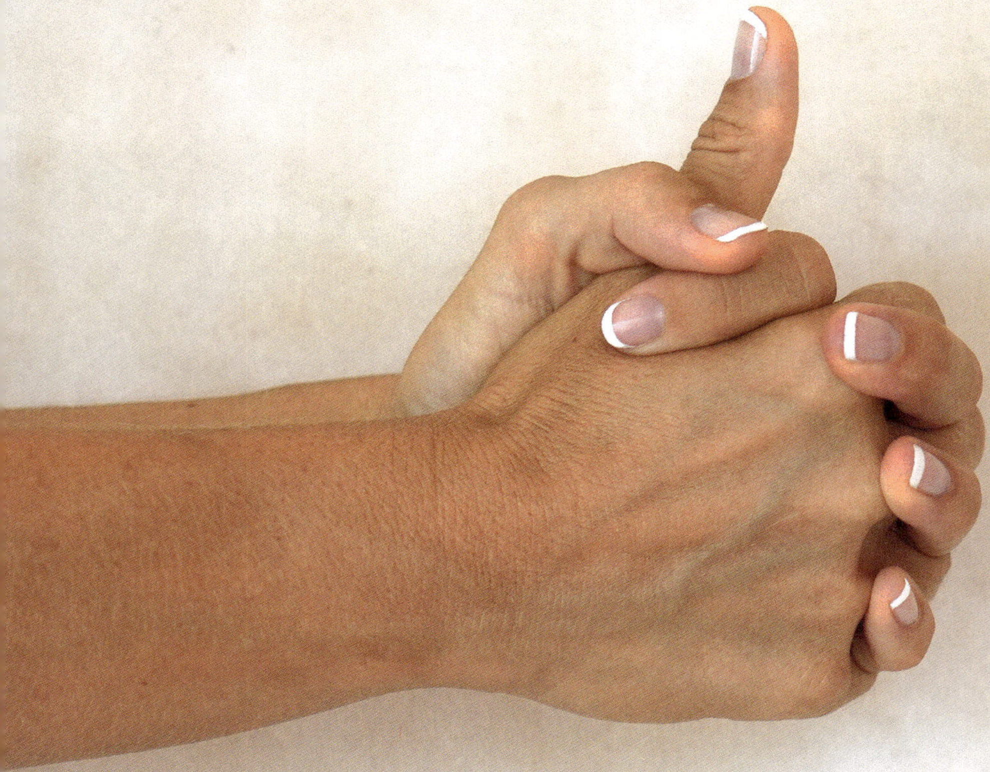

L'un des mantras les plus puissants et les plus répandus dans la tradition hindoue, une invocation à Shiva, pour la paix intérieure et la libération spirituelle.

Om Namah Shivaya

ॐ नमः शिवाय

Je m'incline devant Shiva, le seigneur suprême.

HISTOIRE

Le lingam est un symbole phallique sacré dans l'hindouisme, représentant Shiva, l'un des principaux dieux du panthéon hindou. Il est souvent considéré comme une manifestation de son énergie divine et de son potentiel destructeur, créateur et régénérateur. Le lingam repose sur un socle appelé Yoni et, ensemble, ils représentent l'union du masculin et du féminin, symbolisant la création, l'équilibre universel et l'univers entier.

Le lingam est généralement une pierre ou une sculpture cylindrique verticale, souvent de forme ovale. Sa forme abstraite souligne la nature sans forme de la divinité. Le lingam est objet de culte majeur dans les temples shivaïtes. Les dévots l'adorent en versant de l'eau, du lait, du miel, du ghee (beurre clarifié) sur lui, un rituel appelé Abhishekam. Ces offrandes sont censées purifier et invoquer les bénédictions de Shiva.

Les Shiva lingams se forment naturellement en raison de l'érosion causée par le courant, dans la rivière Narmada, un affluent important du Gange, en Inde. Ce phénomène renforce le lien entre le peuple et les éléments de la nature ; c'est en raison de ce phénomène que Shiva est souvent représenté avec le Gange qui jaillit de ses cheveux, faisant de la rivière un symbole de vie, de purification et de sanctification. Dans les rites de crémation, l'eau du Gange aide à libérer l'âme du cycle des renaissances. Puisque Shiva est également le dieu de la destruction et du renouveau, ce lien renforce l'association entre la purification spirituelle (Ganga) et la transformation ultime (Shiva).

EFFETS

Souvent pratiquée pour stimuler l'énergie masculine, cette mudra améliore la vitalité et la force intérieure, restaure les équilibres énergétiques et peut également être utilisée pour renforcer la concentration et la détermination. Utilisée lorsqu'il s'agit de passer à l'action, elle donne courage et confiance.

PRATIQUE

- Les doigts sont entrecroisés, l'auriculaire droit en bas, et le pouce de la main droite s'érige vers le haut.

अभय हृदय मुद्रा

ABHAYA HṚIDAYA MUDRĀ

Mudra du cœur intrépide

(Compassion, loyauté, dévotion, invincibilité)

USAGE

Méditation, Pranayama, Asanas

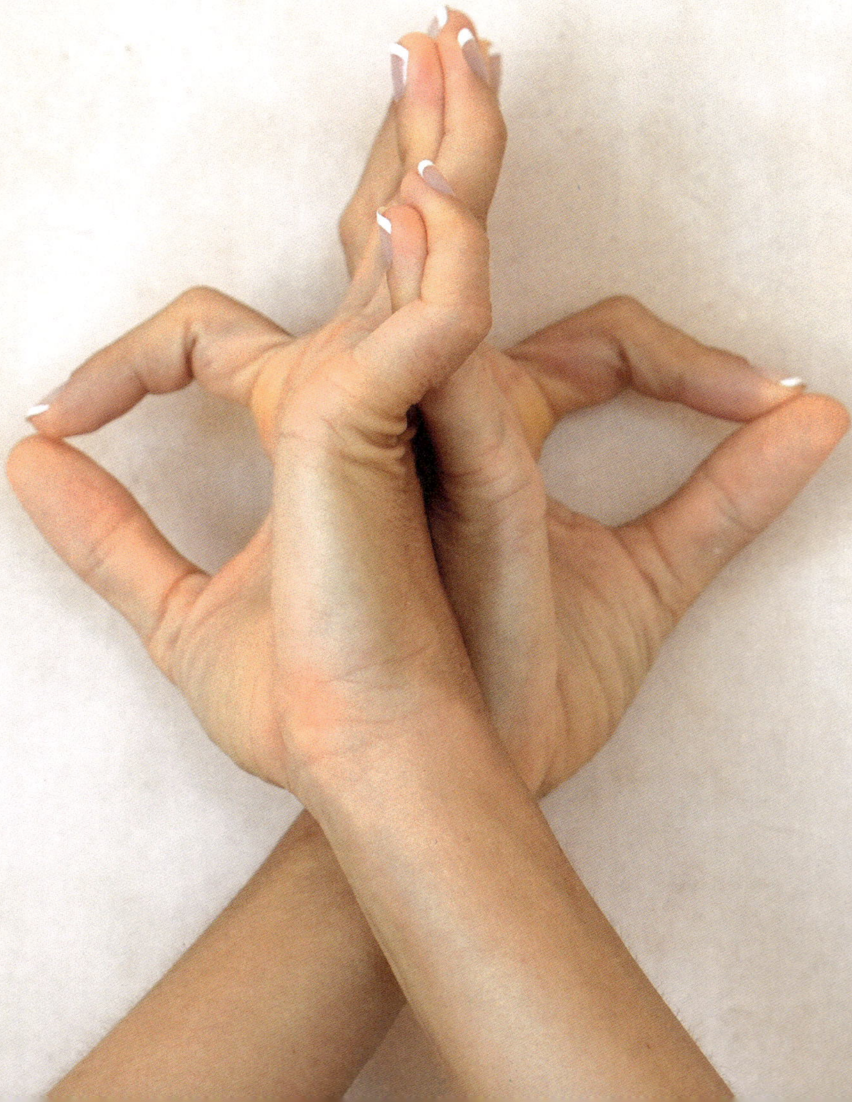

Ce mantra invoque la sagesse, la créativité et l'éloquence de Sarasvati et honore vérité et connaissance.

Om Am Rim Shrim Sarasvatyai Namaha

ॐ ऐं ह्रीं श्रीं सरस्वत्यै नमः

Je salue Sarasvati, la déesse de la connaissance, de la sagesse et des arts.

HISTOIRE

Abhaya signifie « sans peur » en sanskrit, et *Hridaya* se traduit par « cœur ou essence ». Il fait référence au muscle et au centre émotionnel de l'être, associé à l'amour, la compassion et la sagesse intérieure. Cette mudra symbolise un état de courage spirituel, où le cœur est ouvert et capable d'affronter les défis de la vie avec confiance, sans être submergé par la peur ou l'incertitude.

Les expressions des brahmaviharas, les « quatre états sublimes ou quatre demeures divines », de la tradition bouddhiste, ont une grande influence dans la tradition du yoga. Il s'agit de qualités mentales que l'on cultive pour développer un esprit serein, bienveillant et équilibré, essentielles pour mener une vie éthique et harmonieuse.

– *Metta* en pali, *Maitri* en sanskrit : amour bienveillant ou amour inconditionnel envers soi-même et les autres, celui qui souhaite le bonheur et le bien-être de tous les êtres ;
– *Metta Bhavana, Karuna* : compassion, soit l'empathie profonde pour la souffrance des autres, accompagnée d'un désir sincère d'aider à alléger cette souffrance ;
– *Mudita* : joie sympathique ou joie altruiste, la capacité de se réjouir du bonheur et des succès des autres, sans jalousie ; une joie sincère qui se nourrit du bonheur d'autrui ;
– *Upekkha, Upeksha* en sanskrit : équanimité ou sérénité, soit un état d'esprit équilibré, stable et serein face aux hauts et aux bas de la vie.

EFFETS

En pratiquant cette mudra, on renforce les qualités suivantes : la force intérieure, la bravoure et une dévotion totale au divin. Cette mudra est aussi utilisée pour apaiser l'anxiété, calmer l'esprit et renforcer le sentiment de sécurité intérieure.

On peut chercher à cultiver la clarté mentale, la concentration, l'inspiration et la réussite dans les domaines de l'apprentissage, de l'art et de la musique en la pratiquant. Cette mudra est souvent récitée par les étudiants, les artistes et les chercheurs pour invoquer la bénédiction de Sarasvati avant de commencer leurs études ou leurs pratiques créatives.

PRATIQUE

- Joindre le dos des mains, entrelacer les auriculaires, les index et les majeurs ensemble. L'index et le pouce se retrouvent et leurs extrémités se touchent.

MUDRAS DES DIVINITÉS

TOUTES CES MUDRAS MÉRITERAIENT D'ÊTRE CLASSÉES PARMI LES MUDRAS FONDAMENTALES.

Par souci méthodologique et d'assimilation, elles ont leur propre catégorie. Si leurs noms correspondent aux différents dieux, imaginez leur potentiel pour nous connecter à l'énergie divine et inviter les auspices du ciel dans nos vies terrestres.

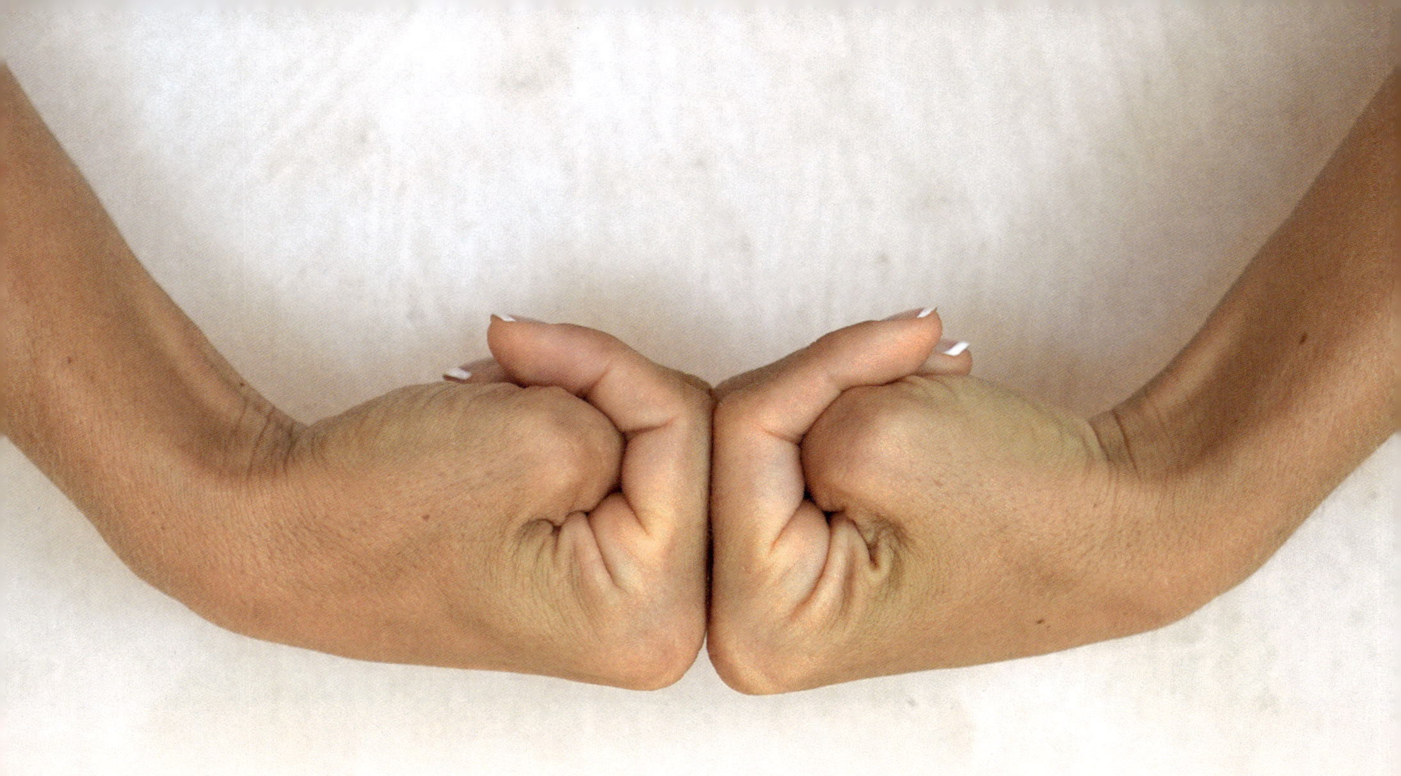

ब्रह्म मुद्रा

BRAHMA & ADI MUDRĀ

Mudra de Brahma

(Création, incarnation, résolution)

USAGE

Méditation, Pranayama

C'est une prière pour recevoir la guidance de Brahma, le créateur de l'univers, en méditant sur l'énergie primordiale.

Oṃvedātmanāya vidmahe hiraṇyagarbhāya
dhīmahī tan no brahmā pracodayāt

ॐ वेदात्मनाय विद्महे हिरण्यगर्भाय धीमहि तन् नो ब्रह्मा प्रचोदयात्

Nous méditons sur l'âme des vedas, le germe d'or.
Que Brahma nous illumine et nous guide vers la sagesse.

HISTOIRE

Brahma est le dieu créateur, associé au début de l'univers et à la manifestation de toute chose, à ne pas confondre avec Brahman, le concept philosophique de l'absolu, la source originelle de tout ce qui existe.

Les quatre têtes de Brahma représentent les quatre Vedas c'est-à-dire les écritures sacrées de l'hindouisme, mais aussi les quatre directions cardinales et la vision omnisciente. Brahma est né d'un lotus qui émergea du nombril de Vishnu. Ce lotus symbolise la pureté et l'émergence de la création à partir du divin. À sa naissance, Brahma, entouré de ténèbres, se mit à méditer profondément pour comprendre que sa mission était de créer le monde.

La mythologie « du jour et de la nuit de Brahma » décrit que le temps dans l'univers est cyclique : chaque jour, qui dure plusieurs milliards d'années humaines, correspond à un cycle de création. Chaque soir, l'univers est détruit, puis recréé au début du jour suivant. C'est le cycle éternel de création et de destruction qui est au cœur de la compréhension hindoue du temps et de l'univers.

EFFETS

Cette mudra favorise la concentration dans la mission de création, en rendant clairs les enjeux. En méditant sur l'aspect créateur de Brahma, on peut atteindre un sentiment d'équilibre et d'harmonie, comprenant que tout dans l'univers est connecté et que la création est une partie essentielle de ce cycle cosmique. Comme l'univers, et l'éternel cycle de la vie, de la mort et de la renaissance, nous sommes créés, maintenus, puis détruits, pour ensuite être recréées sous une autre forme.

Cette mudra permet la relaxation dans les espaces de la gorge, du cou et des épaules et favorise l'ouverture des voies respiratoires et l'alignement du corps, en particulier de la colonne vertébrale. Elle est associée au chakra de la gorge, Vishuddha, et développe l'écoute au dedans pour l'exprimer au dehors.

PRATIQUE

- Serrez les poings, en rentrant les pouces à l'intérieur.
  Les poings doivent être clos fermement mais sans tension excessive.

- Cette mudra peut être mise en mouvement en ajoutant la tête. Sur l'inspiration, amenez la tête doucement vers la droite, sur l'expiration ramenez au centre. De même vers la gauche, vers l'arrière, puis vers l'avant.

- Lorsqu'on considère une seule main, on appelle cette mudra « Adi ».

शवि मुद्रा

ŚHIVA MUDRĀ

Mudra de Shiva

(Transformation, destruction, puissance)

USAGE

Méditation, Pranayama

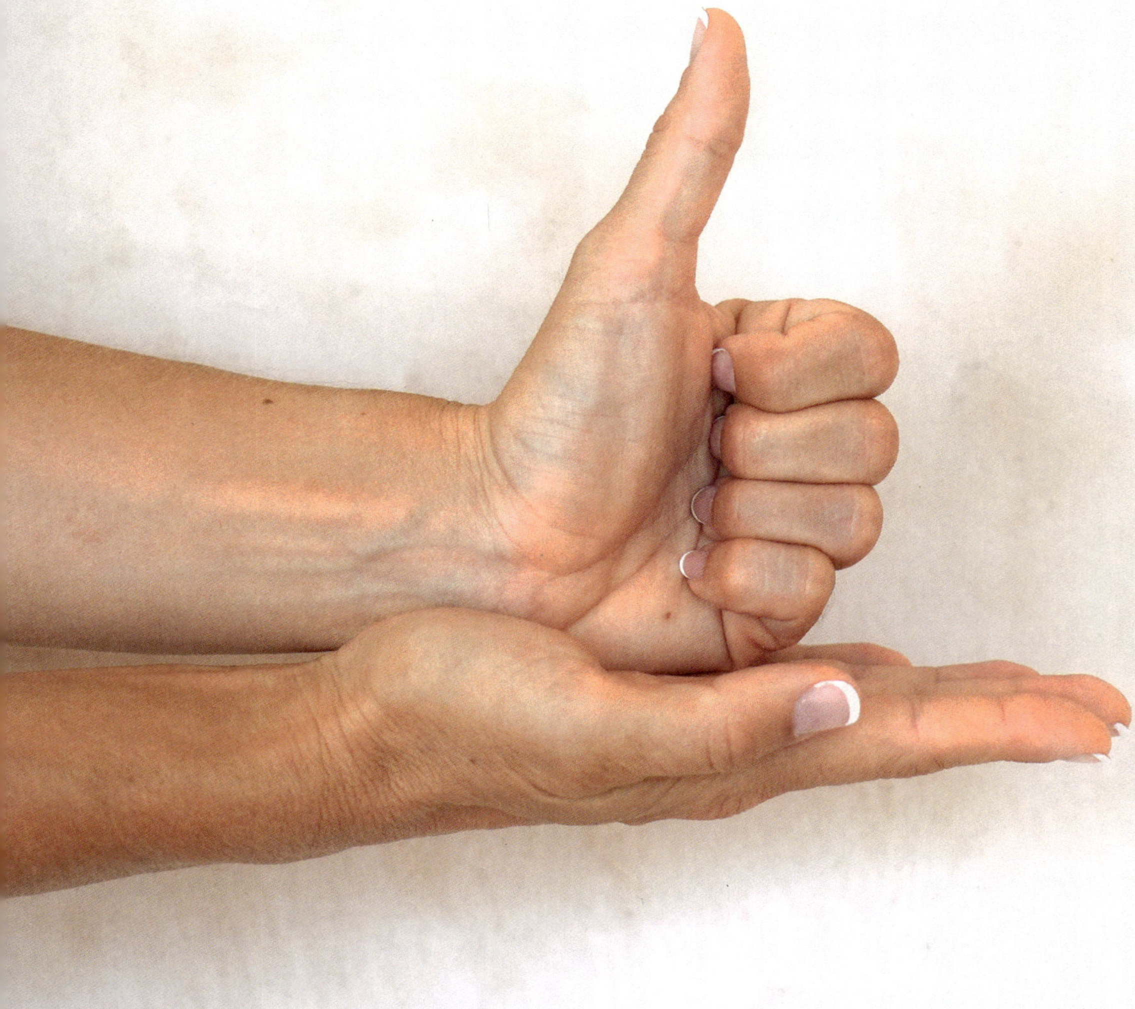

Ce mantra est une invocation à Shiva, reconnaissant sa puissance et sa grâce, en tant que protecteur et bienfaiteur.

Shiva Shiva Shiva Shambo Mahadeva Shambo

शिव शिव शिव शम्भो महादेव शम्भो

Je m'incline devant Mahadeva, le grand dieu, Shambhu, l'aspect bienveillant de Shiva.

HISTOIRE

Shiva est la divinité qui rend le nouveau commencement possible grâce à la destruction, la force intérieure qui maintient le mouvement de vie, dans un renouveau éternel des cycles. Il est souvent dépeint avec une peau bleu pâle, symbole de son caractère transcendant, et est aussi la figure masculine emblématique, par sa force hors pair et ses multiples attributs. Différents avatars représentent des aspects particuliers de ses manifestations :

– Bhairava, vénéré pour sa capacité à protéger les dévots contre les obstacles spirituels et les dangers ;
– Pashupati, vénéré comme le protecteur de tous les êtres, qui symbolise la connexion sacrée entre l'homme et la nature ;
– Dakshinamurti qui incarne la sagesse ultime et la voie de l'auto-réalisation ;
– Ardhanarishvara, représentation androgyne de Shiva et Parvati, où le corps est divisé en deux moitiés, symbolisant l'union parfaite des opposés ;
– Harihara, forme composite de Shiva et de Vishnu, différents dans la cosmologie hindoue, ils sont en essence une seule et même réalité.

EFFETS

Cette mudra permet d'affirmer la force, la capacité et la persistance. Elle active tout le corps et l'esprit dans une attitude de dignité et aide à trouver les ressources pour sortir de toute situation, quitte à détruire pour recréer. À l'image de Shiva, nous sommes faits de multiples facettes et pouvons utiliser des aspects de nos personnalités encore inexploités pour inviter à la transformation, avec ce qui est révolu et ce qui reste à venir.

Cette mudra permet un regain d'énergie et peut être utilisée pour gérer la fatigue, la frustration, l'énervement, l'apathie, l'épuisement ou encore la dépression ; elle accorde le courage nécessaire pour sortir de ces tensions et resplendir. Elle sert aussi la protection et la guérison.

PRATIQUE

- La main gauche est allongée, et la main droite siège dessus, avec le pouce élevé.
- Cette mudra est indissociable de Linga mudra et les deux sont parfois confondues.

शक्ती मुद्रा

ŚHAKTI ou CHALANA MUDRĀ

Mudra de la déesse du féminin

(Énergie, féminin)

USAGE

Méditation, Pranayama, Asanas

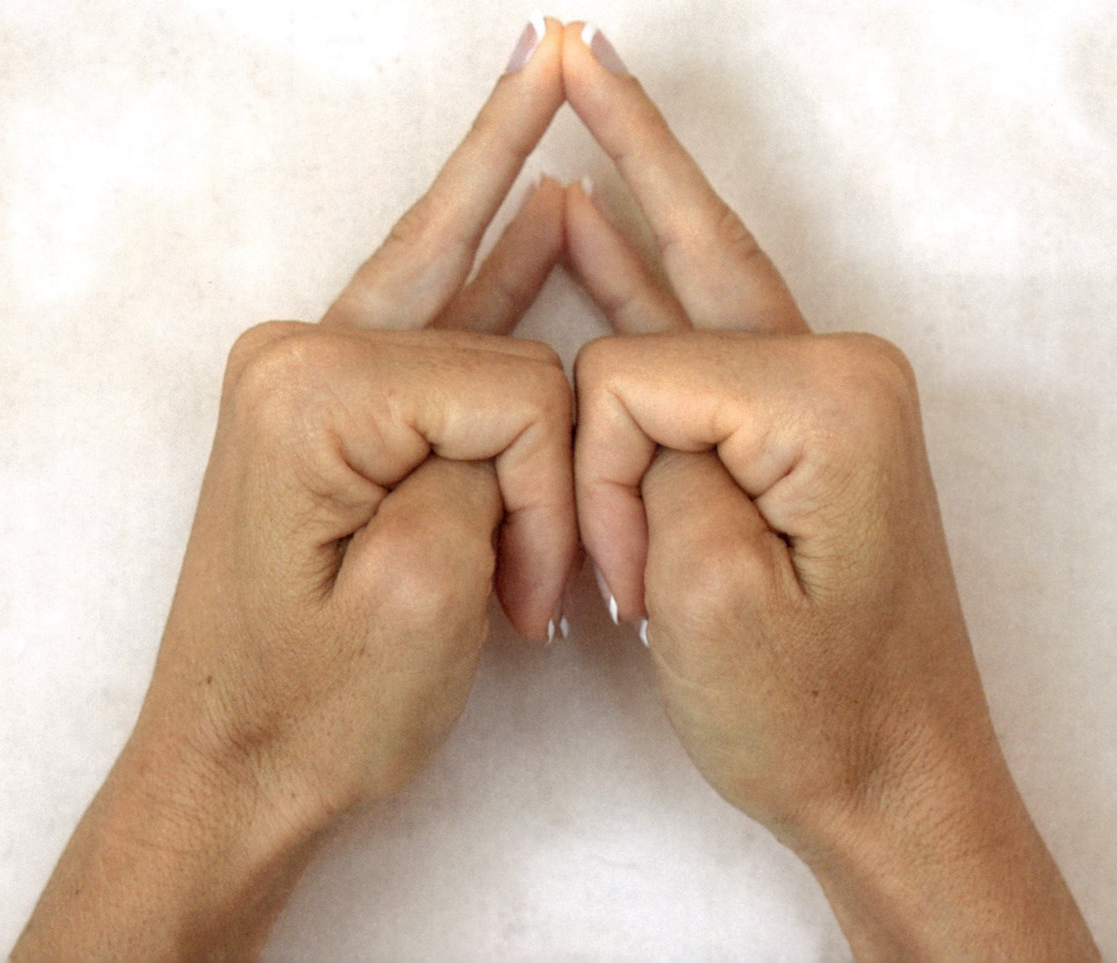

Hommage à l'énergie divine, créatrice, protectrice et transformative,
et l'énergie latente en chacun de nous.

Aadi Shakti, Aadi Shakti, Aadi Shakti, Namo Namo
Sarab Shakti, Sarab Shakti, Sarab Shakti, Namo Namo
Pritham Bhagwati, Pritham Bhagwati, Pritham Bhagwati,
Namo Namo Kundalini Maataa Shakti,
Maataa Shakti, Namo Namo

आदिमस्त्रीशक्ति नमामि सर्वव्यापी स्त्रीशक्ति नमामि यत् ईश्वरः सृजति तत्
प्रणमाम्यहम् कुण्डलिन्याः सृजनात्मकशक्ति दिव्यमातृशक्ति नमामि

***Je m'incline devant la puissance primordiale,
Aadi Shakti, source de toute énergie.***

HISTOIRE

Shakti est une déesse majeure, représentant le principe créatif de l'univers. Elle est associée à des qualités telles que la force, le pouvoir, la fertilité, la beauté et la compassion et considérée comme la mère de l'univers. Pourvoyeuse de bénédictions, différentes déesses en sont les incarnations : Parvati, Durga, Kali ou Lakshmi, chacune représentant différents aspects de son pouvoir et de son énergie. La révérence à Shakti est largement répandue à travers l'Inde. Le Shakti Pad décrit un état de grâce ou de bénédiction qui survient lorsque l'on entre en contact avec l'énergie divine du féminin.

Dans la tradition et le système philosophique du tantra, Shakti est l'initiatrice, en résonance à l'union sacrée entre Shiva, la conscience pure, et Shakti, l'énergie créatrice. Elle aide à transcender les limites de l'égo et à réaliser l'unité avec l'univers. Le tantra reconnaît la sexualité, maithuna, comme l'une des voies sacrées vers la réalisation mais ce ne sont pas les seules pratiques. Toutes ont pour enjeu la fusion avec l'énergie spirituelle, permettant de transcender les limites du soi individuel et du corps.

EFFETS

La mudra Shakti stimule l'énergie féminine. Reliée aux qualités de la terre mère, elle apaise et enrobe. Elle induit une énergie créative et nourricière à l'intérieur du corps et avec la nature, favorisant l'équilibre énergétique et la vitalité. Elle permet de cultiver la force et la détermination de Shakti, prête à tout pour défendre l'honneur de son amour.

Cette mudra attire l'attention sur le bassin et permet de connecter la respiration dans la région pelvienne. Chalana réfère en plus à la purification et au mouvement, à l'action, pour décrire le déplacement du prana, énergie vitale à travers le corps.

PRATIQUE

- Les pouces repliés sont enrobés par l'index et le majeur.
L'annulaire et l'auriculaire se touchent respectivement.

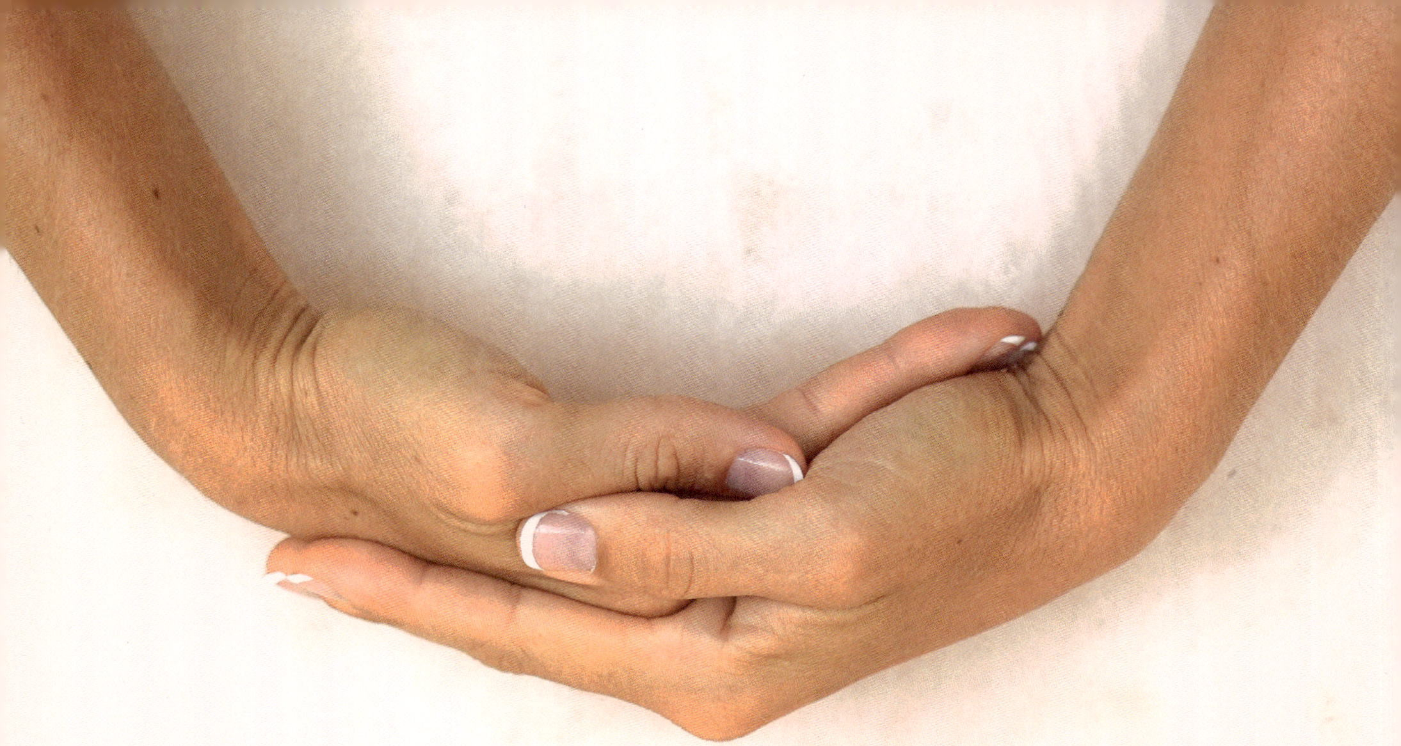

भैरव मुद्रा

BHAIRAVA OU BHAIRAVI MUDRĀ

Mudra de la rédemption

(Justice, courage, déblocage, apaisement)

USAGE

Méditation, Pranayama

Ce mantra invoque la protection de Kala Bhairava
pour surmonter la peur et transcender les limites du temps.

Om Kala Bhairavaya Namaha

ॐ काल भैरवाय नमः

Je salue Kala Bhairava, le seigneur du temps et de la destruction.

HISTOIRE

La divinité hindoue Bhairava est une forme féroce de Shiva, apparue sous forme d'un homme à la peau noire, orné de serpents et portant des colliers de crânes, et souvent représenté avec un troisième œil ouvert, symbole de sa connaissance transcendantale et de sa perception divine.

Alors que les trois dieux principaux de la trinité hindoue – Brahma, Vishnu, et Shiva – débattaient de qui était le plus puissant, Brahma, l'incarnation de la création déclara être supérieur à Vishnu et à Shiva parce qu'il avait le pouvoir de créer. Brahma se comporta de manière arrogante et se créa une cinquième tête pour pouvoir mieux surveiller ses créations dans toutes les directions. Cela déplut à Shiva, incarnation de la destruction mais aussi maître du temps et du destin. Pour punir Brahma, Shiva manifesta sa forme terrifiante, Bhairava, aussi appelée Kala Bhairava (le seigneur du temps). Bhairava apparut dans une colère divine et coupa une des cinq têtes de Brahma. Cette action fit comprendre à Brahma son erreur et il se repentit. Par cet acte, Shiva rétablit l'équilibre cosmique.

EFFETS

Cette mudra est une puissante stimulation de l'énergie, de l'éveil et de la conscience spirituelle. Elle permet la destruction des illusions et l'accès à la conscience divine.

La Bhairava mudra aide à éliminer les blocages énergétiques. Elle favorise la concentration mentale et le calme intérieur, le courage et la confiance en soi. Sa force guide et protège pour surmonter les peurs et les obstacles intérieurs, et renforce la connexion au grand tout.

PRATIQUE

- Une main repose tout simplement par-dessus l'autre, les paumes tournées vers le haut.
- Bhairava : la main droite, est au-dessus, alors elle représente l'énergie masculine (Shiva) dominant l'énergie féminine (Shakti).
- Bhairavi : la main gauche est au-dessus, alors elle représente l'énergie féminine dominant l'énergie masculine.

वरुण मुद्रा

VARUṆA MUDRĀ

Mudra de l'harmonie

(Pouvoir de l'intention, régulation, engagement)

USAGE

Méditation, Pranayama

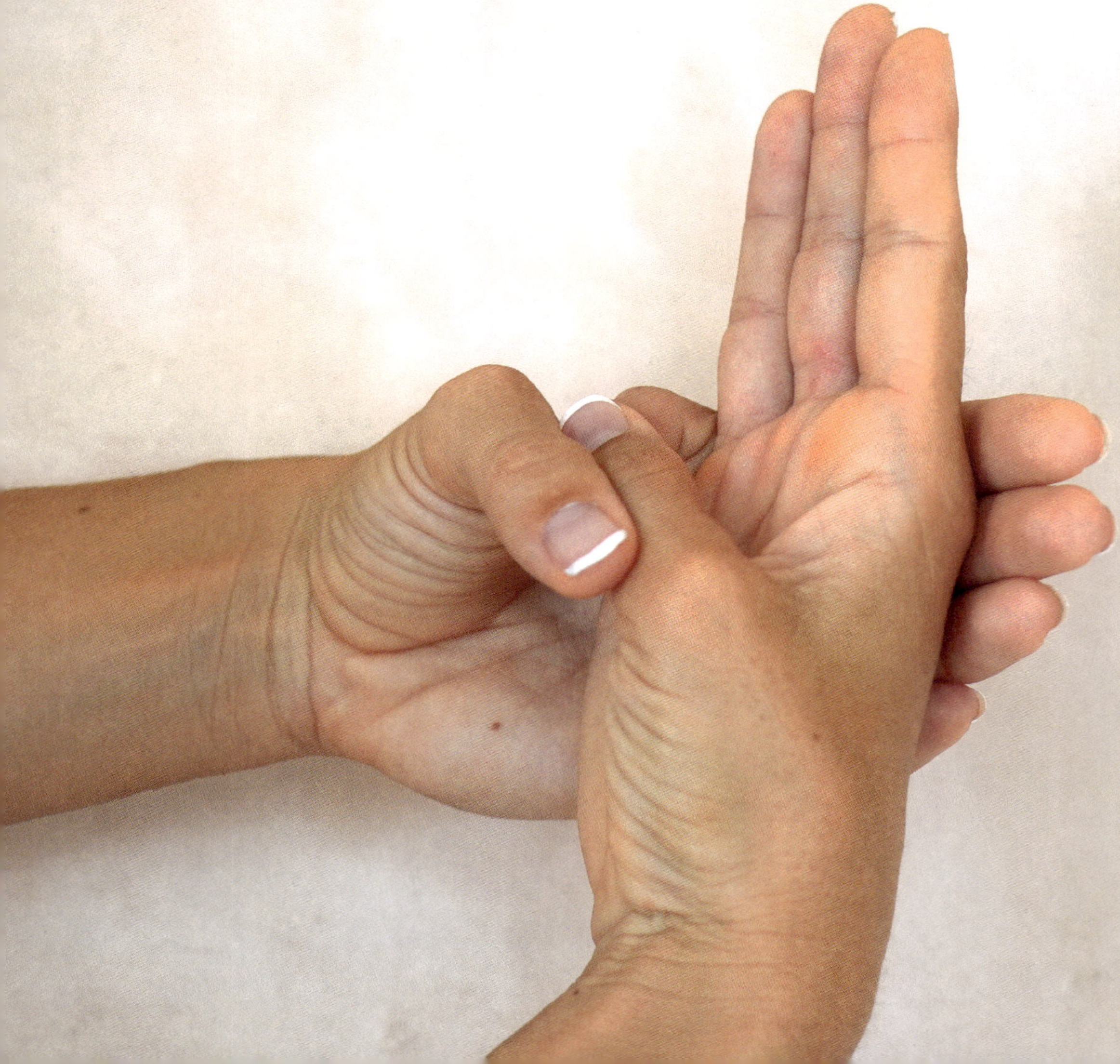

Ce mantra demande la purification, la protection et l'harmonie avec les éléments aquatiques, souvent utilisé pour garantir l'harmonie et l'équilibre dans l'univers.

Om Varunaya Namaha

ॐ वरुणाय नमः

Je salue Varuna, le dieu des océans et des eaux.

HISTOIRE

Varuna, dans la mythologie védique, est le dieu des océans, des rivières, de l'ordre cosmique et de la loi naturelle (dharma). Il est aussi le gardien des serments. Ce dieu des eaux et du ciel est considéré comme l'une des divinités les plus anciennes et les plus puissantes, régnant sur les eaux visibles et souterraines, ainsi que sur les forces célestes liées aux cycles de l'eau, telles que les pluies et les marées. Varuna est aussi considéré comme le gardien de l'ordre moral et cosmique (Rta). En tant que tel, il est souvent représenté comme un juge céleste, surveillant les actions des mortels et punissant ceux qui enfreignent les lois divines. Il sait aussi faire preuve de miséricorde face à l'intégrité des humains.

EFFETS

La mudra Varuna nous rappelle l'importance de tenir sa parole. Nos promesses et nos vœux sont des pactes tacites avec le champ énergétique. La méditation avec cette mudra est un espace de réajustement, de possible rédemption et donc de transformation d'une situation dont on se sent prisonnier. On y appelle la préservation d'une forme d'innocence, d'ingénuité, de pureté pour préserver le dharma. Son rapport à l'eau connecte au deuxième chakra Svadhistana, centre de la créativité et de la sensualité, de l'émotion, là où trop de passion emporte, mais aussi là où les émotions se régulent lorsqu'on les observe et qu'on les intègre.

Physiologiquement, cette mudra équilibre le niveau d'humidité dans le corps et pourrait être pratiquée lorsque trop de mucus ou de sécrétions congestionnent l'estomac, les poumons ou les sinus frontaux.

PRATIQUE

- Les doigts de la main droite sont allongés, l'auriculaire plié et le pouce posé par-dessus. La main gauche enrobe la main droite et le pouce gauche se dépose par-dessus le droit.

- À ne pas confondre avec Bhudi mudra, qui se fait seulement avec la main droite et lie le pouce à l'auriculaire.

कुबेर मुद्रा

KUBERA MUDRĀ

Mudra du dieu de la richesse

(Abondance, prospérité)

USAGE

Méditation, Pranayama

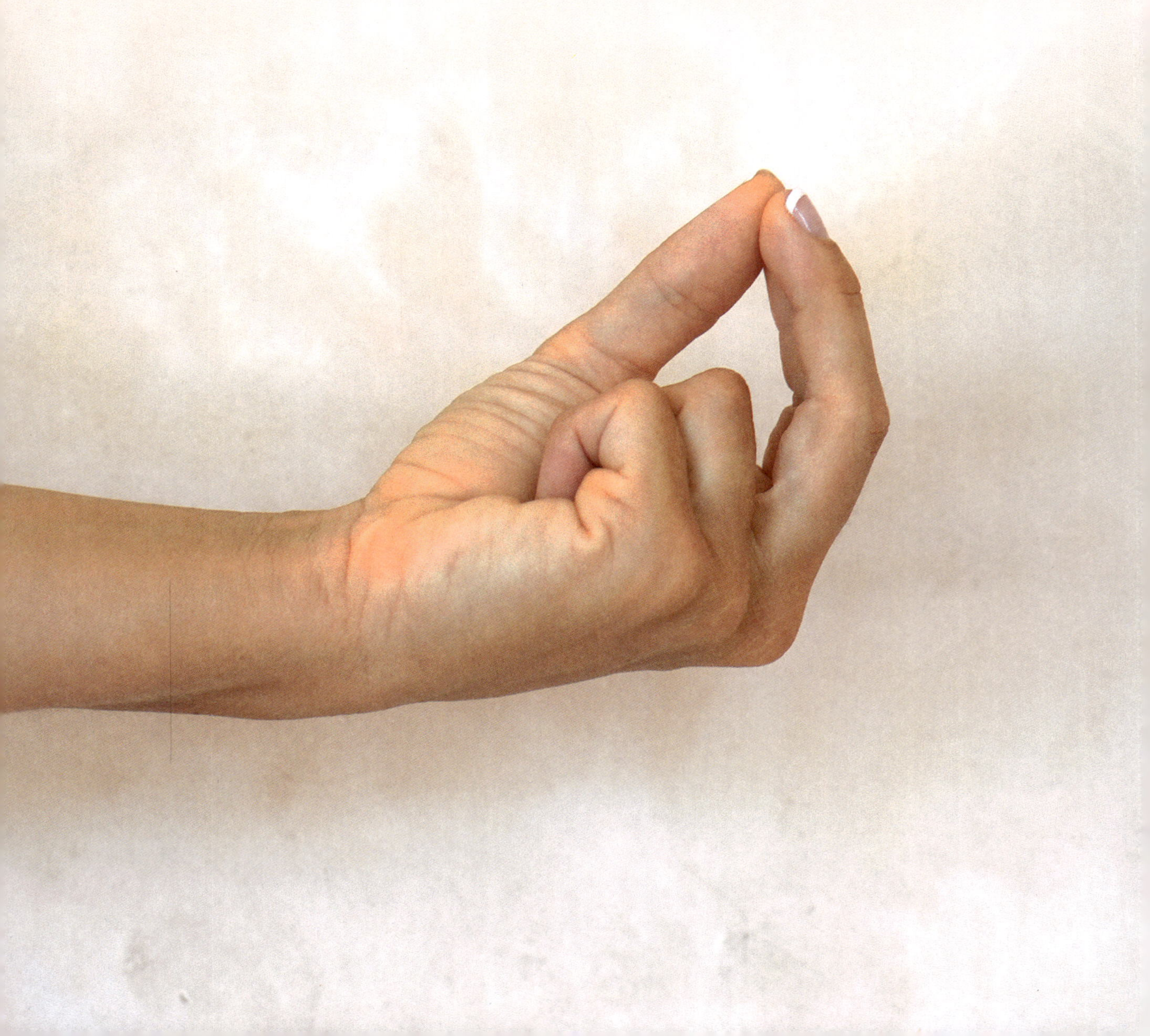

Ce mantra est une invocation pour attirer la prospérité, la richesse, les opportunités financières et l'opulence dans la vie.

Om Hreem Shreem Kleem Shreem Kleem Vitteshvaraya Namaha

ॐ ह्री श्री क्ली श्री क्ली वित्तेश्वराय नमः

Je salue Vitteshvara, le seigneur de la richesse et de l'abondance.

HISTOIRE

Kubera, Kuvera ou Kuber, est le seigneur des richesses, de la prospérité et de la richesse matérielle. Gardien des trésors cachés de la terre, il est souvent représenté comme un homme corpulent et jovial, avec une expression bienveillante. C'est une figure de justice et d'équité.

Dans la mythologie hindoue, il était à l'origine un démon appelé Nalakubera. Comme son frère, il était arrogant et irrespectueux envers les dieux. Un jour, ils insultèrent le sage Narada. En colère, Narada les maudit, les condamnant à devenir des arbres. Les frères ne furent libérés que des années plus tard par Krishna et Balarama, deux avatars de Vishnu. Reconnaissants, ils se repentirent et demandèrent à devenir les gardiens de la fortune. Vishnu jugea leur intention sincère, et Nalakubera devint Kubera, le seigneur des richesses.

La déesse Lakshmi est cependant la plus reconnue et invoquée pour attirer la richesse et la prospérité, à la fois matérielle et spirituelle. Elle symbolise la pureté, la beauté et l'auto-réalisation, avec ses quatre bras, représentant les quatre buts de la vie humaine selon l'hindouisme : dharma (la droiture), artha (la prospérité), kama (le plaisir), et moksha (la libération spirituelle).

Tandis que Lakshmi est vénérée pour sa grâce et sa bienveillance, Kubera est vénéré pour sa capacité à protéger et à gérer les richesses. L'Inde a bien moins de pudeur quant à invoquer l'énergie de la richesse, du succès matériel, qu'elle juge comme possibles émanations de la spiritualité même.

EFFETS

La mudra Kubera permet d'attirer l'abondance sous toutes ses formes : richesse, chance, prospérité, esthétique, matérielle et financière aussi. Elle joue sur l'accomplissement des désirs et est également utilisée pour renforcer la détermination et la clarté mentale.

Elle est particulièrement efficace pour atteindre un objectif spécifique, que ce soit dans la vie professionnelle, financière, ou personnelle. Kubera, dans son humilité grandiose, nous rappelle que les richesses sont accompagnées de responsabilités dans la manière dont elles sont gérées et partagées.

PRATIQUE

- Le pouce, l'index et le majeur se touchent et se rejoignent au sommet. L'annulaire et l'auriculaire sont repliés vers la paume.

मातङ्गी मुद्रा

MĀTAṄGĪ MUDRĀ

Mudra de la déesse ésotérique

(Mystique, transcendance, marginal)

USAGE

Méditation, Pranayama, Asanas

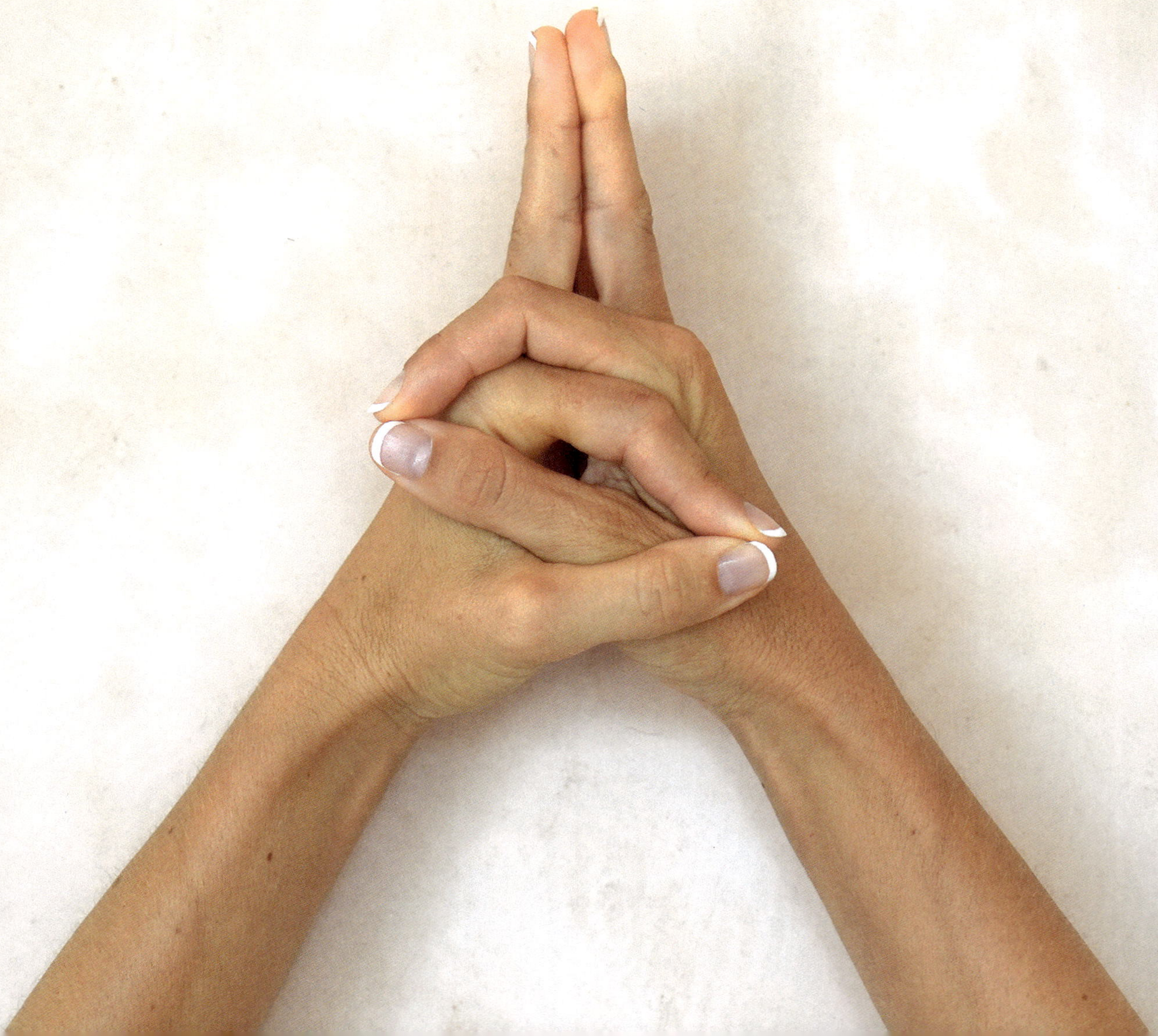

Ce mantra est une invocation pour attirer la beauté, l'amour et l'enchantement dans la vie.

Kamini Ranjini Svaha

कामिनी रञ्जिनी स्वाहा

Je salue la déesse Kamini, la charmeuse qui enchante et procure la joie.

HISTOIRE

La déesse Matangi est souvent associée à la parole, à la musique, aux arts et à la connaissance ésotérique. Elle est vénérée dans la mythologie hindoue, mais surtout dans le contexte du tantra. Complexe et multidimensionnelle, elle prend soin de la créativité, mais aussi de la marginalité et de la sagesse ésotérique et moins conventionnelle. Elle gouverne la parole sous toutes ses formes, sacrée avec le chant des mantras, mais aussi la parole profane. Matangi aurait une peau verte, ce qui symbolise son association avec la nature sauvage et fertile.

Cependant, cette déesse est également associée à des aspects plus sombres et tabous de la vie, tels que la saleté et les déchets ; néanmoins, son culte est recommandé à ceux qui convoitent des capacités surnaturelles, la domination sur leurs adversaires, la maîtrise des arts et l'atteinte de la connaissance ultime. On dit qu'elle règne sur les domaines marginaux de la société et qu'elle est la protectrice des exclus et déshérités.

EFFETS

La mudra Matangi aide à résorber les tensions nerveuses ou l'irritabilité, pour les utiliser comme des voies de compréhension du travail de l'ombre, des parties obscures de soi. C'est précisément quand on est dépassé, quand on n'aime pas quelque chose de soi, en soi et au dehors, dans une quête de dépassement de ses propres facultés, qu'on peut observer les émotions générées et les utiliser comme des indicatrices pour comprendre qui l'on est, et faire le travail qu'il reste à faire pour se bonifier.

Cette mudra est souvent associée à des pratiques rituelles et spirituelles visant à cultiver la créativité, à surmonter les obstacles et à accéder à des niveaux plus profonds de conscience. Elle permet de comprendre les forces divines cachées dans les aspects les plus simples de la vie, à voir le sacré dans l'ordinaire et à reconnaître que la vraie sagesse peut se manifester sous les formes les plus inattendues.

La mudra Matangi est associée au plexus solaire, Manipura Chakra, qui est le centre du pouvoir personnel, de la confiance en soi et de la volonté. En harmonisant cette zone, cette mudra aide à renforcer l'estime de soi et la capacité à prendre des décisions. Cette mudra aiderait à relaxer la mâchoire.

PRATIQUE

- Les doigts sont entrelacés, à l'exception des majeurs qui s'érigent et se touchent. L'index et le pouce, en se touchant, forment alors une boucle de chaque côté.

कलेश्वर मुद्रा

KALEŚVARA MUDRĀ

Mudra du dieu qui règne sur le temps

(Intégration, constance, présence)

USAGE

Méditation, Pranayama

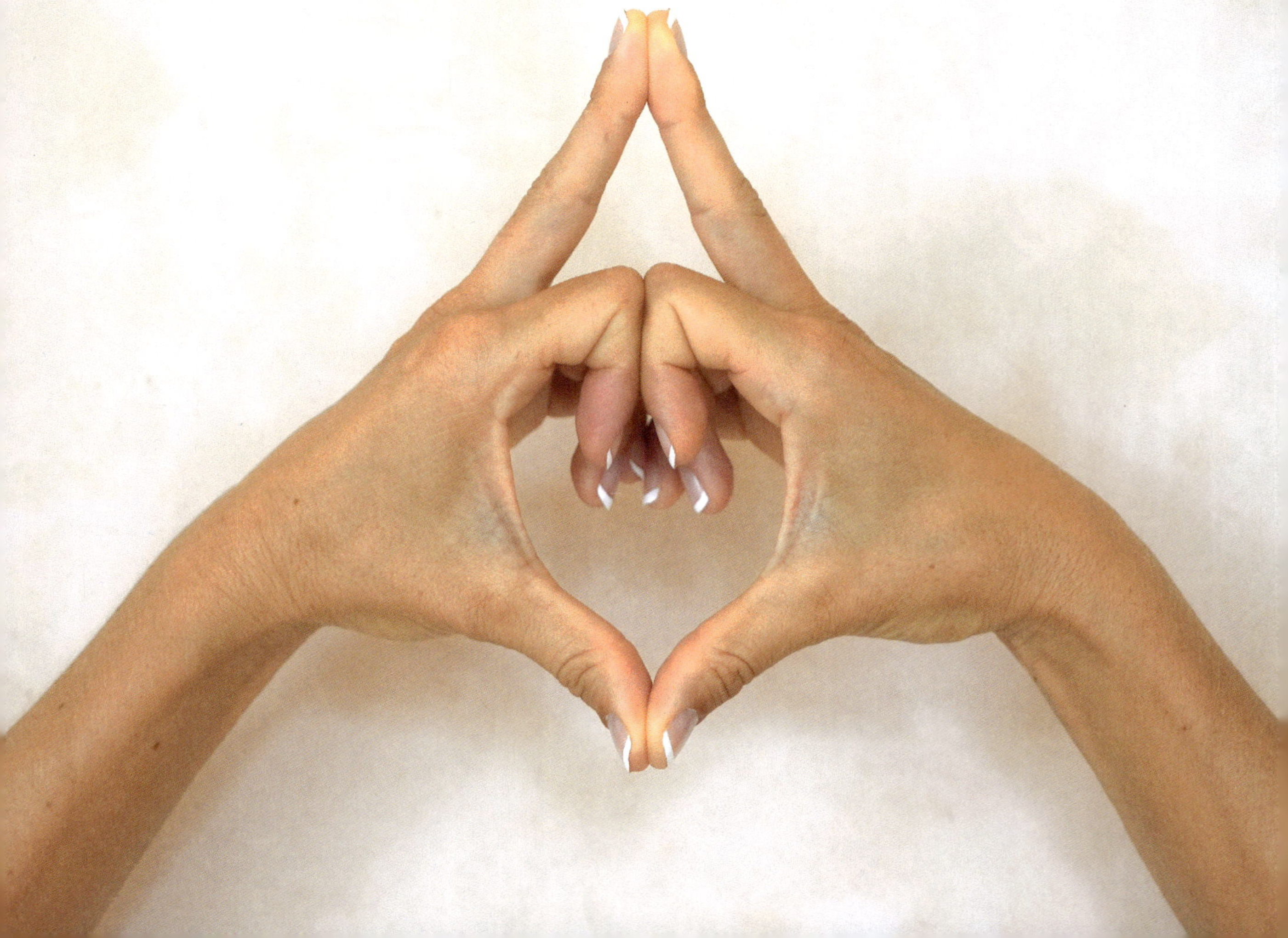

Ce chant honore l'harmonie cosmique et le renouvellement, écho au rôle de Kalesvara en tant que maître du temps et du cycle de la vie.

Sarva Mangala Mangalye Shive Sarvārtha Sādhike
Sharanye Tryambake Gauri Nārāyani Namo'stu Te

सर्वमङ्गलमाङ्गल्ये शिव सर्वार्थसाधिके।
शरण्ये त्र्यम्बके गौरि नारायणि नमोऽस्तु ते॥

À celle qui est la source de toute bénédiction et des bons auspices.
À la bienheureuse, qui accomplit tous les objectifs.
À celle qui est le refuge, aux trois yeux, et à la pure (Gauri).
À Narayani (forme de la Mère divine), je rends hommage.

HISTOIRE

Le dieu Kalesvara est une forme de Shiva, qui contrôle le temps et la destinée de tous les êtres, associé au concept de cycle et de mort. *Kala* en sanskrit signifie « temps ou mort », et *Isvara*, « seigneur ou dieu ». Kalesvara transcende le cycle de naissance, de mort et de renaissance, symbolisant l'aspect éternel et immuable de la force vitale. On le considère comme le gardien des moments et des saisons, attribuant la prospérité ou la déchéance selon son jugement.

Markandeya était un dévot vertueux de Shiva. Il savait qu'il ne vivrait que jusqu'à 16 ans et fit de sa vie une offrande de méditation et de dévotion à Shiva. Le jour de sa mort, Yama, le dieu de la mort, vint. Markandeya chercha protection auprès d'un lingam, symbole de Shiva. Yama attrapa le lingam en même temps que l'âme de Markandeya, ce qui provoqua la colère de Shiva. Sous la forme de Kalesvara, il repoussa Yama et accorda bénédiction et immortalité à Markandeya.

EFFETS

La mudra Kalesvara est invoquée pour surmonter la peur de la mort et pour ressentir la constance malgré l'impermanence de la vie. Elle apaise le mental et les émotions agitées. Nous pouvons devenir observateur des pensées et prendre une place relative sur notre propre condition. En entraînant notre qualité distinctive de présence, nous pouvons défier le temps.

Cette mudra nous permet d'accéder à des espaces prémices à la création, au renouveau, en acceptant le vide comme partie du chemin. C'est aussi un espace d'intégration après avoir vécu un événement transformateur. Ce n'est qu'en sortant de nos automatismes, en conscience que la mort est une fin, qu'on peut vivre pleinement, avec profondeur, discernement et clarté.

PRATIQUE

- Les bouts des pouces sont connectés ainsi que les deuxièmes phalanges des autres doigts. Puis le majeur s'érige vers le haut.

- Les pouces peuvent être placés au niveau du bas-ventre, de la poitrine, ou du troisième œil. Les majeurs peuvent pointer vers le sol, l'avant ou le ciel, permettant différentes combinaisons.

MUDRAS DE MÉDITATION

TOUTES LES MUDRAS DE CETTE CATÉGORIE SONT TRANQUILLISANTES. ELLES TRAVAILLENT L'INTROSPECTION ET LA TEMPÉRANCE, INVITANT AU CALME ET À LA SÉRÉNITÉ, DANS UN IDÉAL D'ANCRAGE.

Elles engagent sur un chemin intérieur profond qui nous relie au Samadhi, l'état de pure conscience.

चन्मय मुद्रा

CHINMAYA MUDRĀ

Mudra du discernement

(Attention, recentrage, équilibre)

USAGE

Méditation, Pranayama

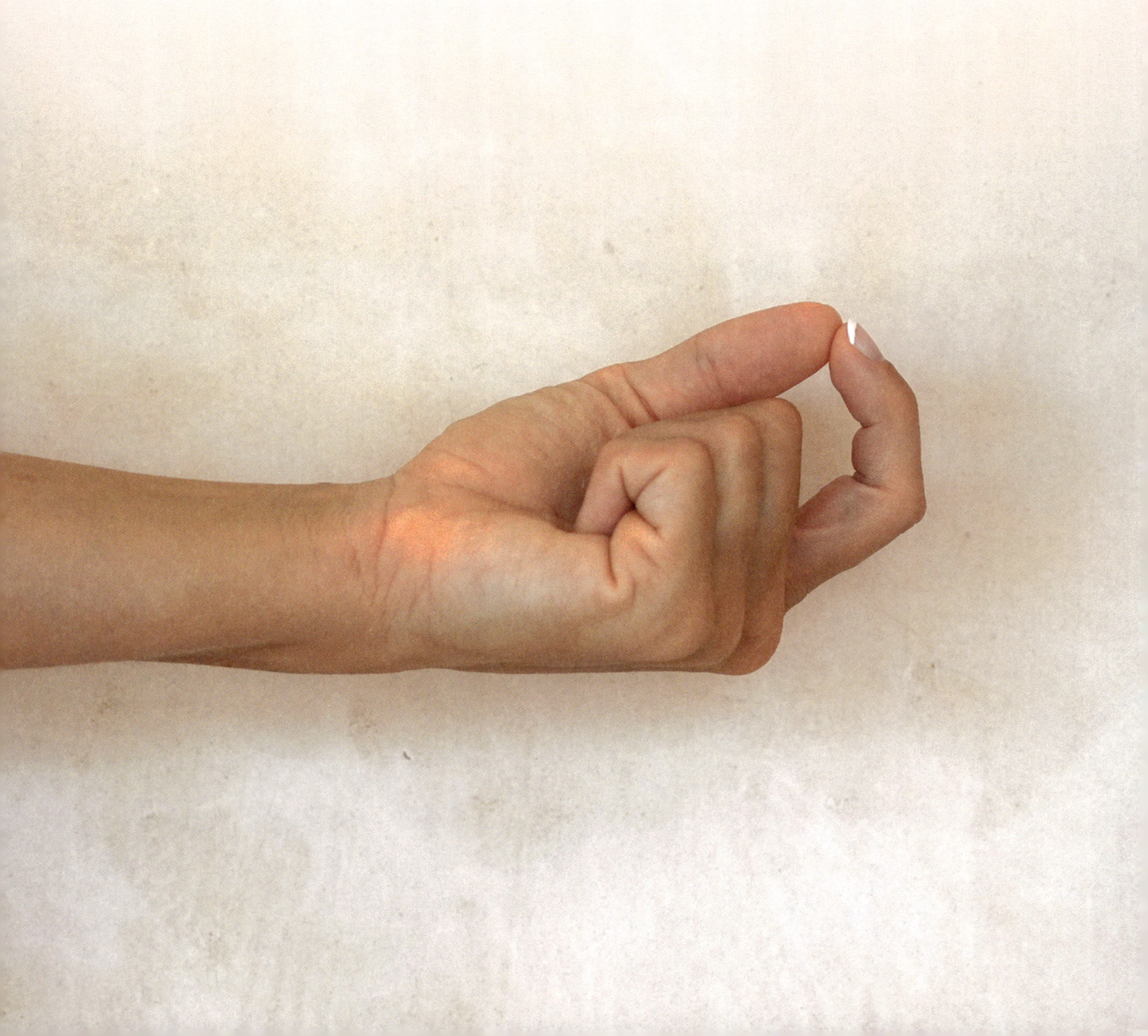

Ce mantra est l'un des plus populaires de l'hindouisme
et le principal mantra du vaishnavisme (ou vishnouisme).

Om Namo Nārāyanāya

ॐ नमो नारायणाय

Hommage à Narayana, l'aspect divin de Vishnu, le protecteur de l'univers. C'est une invocation à la paix, à la protection, et à la guidance divine de Narayana.

HISTOIRE

Chinmaya est un état d'être où l'individu est conscient de sa véritable nature, là où la conscience est pleinement éveillée, au-delà des illusions du monde matériel. Certaines éthiques de vie nous guident vers Chinmaya, un état de conscience pure. Les 8 branches des *Yoga Sutras* de Patanjali définissent des principes moraux et personnels pour aligner nos actions et notre être. Les Yamas sont des règles de conduite sociale, et les Niyamas sont des observances personnelles, nourrissant la croissance spirituelle et l'équilibre intérieur ainsi que dans la relation au monde.

– Les Yamas : Ahimsa (non-violence, bienveillance envers tous), Satya (vérité, honnêteté et sincérité), Asteya (non-vol, respect de ce qui appartient à autrui), Brahmacharya (maîtrise des sens, modération et équilibre), Aparigraha (non-attachement, simplicité et détachement matériel).
– Les Niyamas : Saucha (pureté, propreté du corps et de l'esprit), Santosha (contentement, acceptation et gratitude), Tapas (discipline, engagement et effort personnel), Svadhyaya (étude de soi, réflexion et auto-apprentissage), Ishvara Pranidhana (abandon à l'univers, foi et lâcher-prise).

Ces pratiques permettent d'atteindre le Samadhi, l'état ultime de méditation où l'individu transcende l'égo et les limitations de l'esprit. C'est l'état même de Chinmaya, où l'on devient la conscience pure.

EFFETS

La mudra Chinmaya amène la conscience du corps par l'attention et le discernement. Elle permet le recentrage et évite la dispersion des sens. Elle calme, régule et stabilise. Elle rappelle l'unité entre la conscience individuelle et la conscience universelle, le microcosme (l'individu) et le macrocosme (l'univers), favorisant une compréhension plus profonde de la nature de l'existence. La faculté de sentir permet d'observer les émotions et d'éveiller la conscience corporelle. Attentifs au détail de la respiration, aux fluctuations émotionnelles et mentales, nous pouvons utiliser cette mudra lors de la méditation pour réguler notre organisme.

PRATIQUE

- Le majeur, l'annulaire et l'auriculaire sont repliés, l'index et le pouce se touchent en leur extrémité.
- Les mudras Jnana, Chin ou Gyan ont les 3 derniers doigts allongés.
- On retrouve davantage cette mudra paume tournée vers le ciel, mais elle peut aussi se faire tournée vers la terre.

संकल्प मुद्रा S

SANKALPA MUDRĀ

Mudra de l'intention

(Intention, vision, détermination, manifestation)

USAGE

Méditation, Pranayama

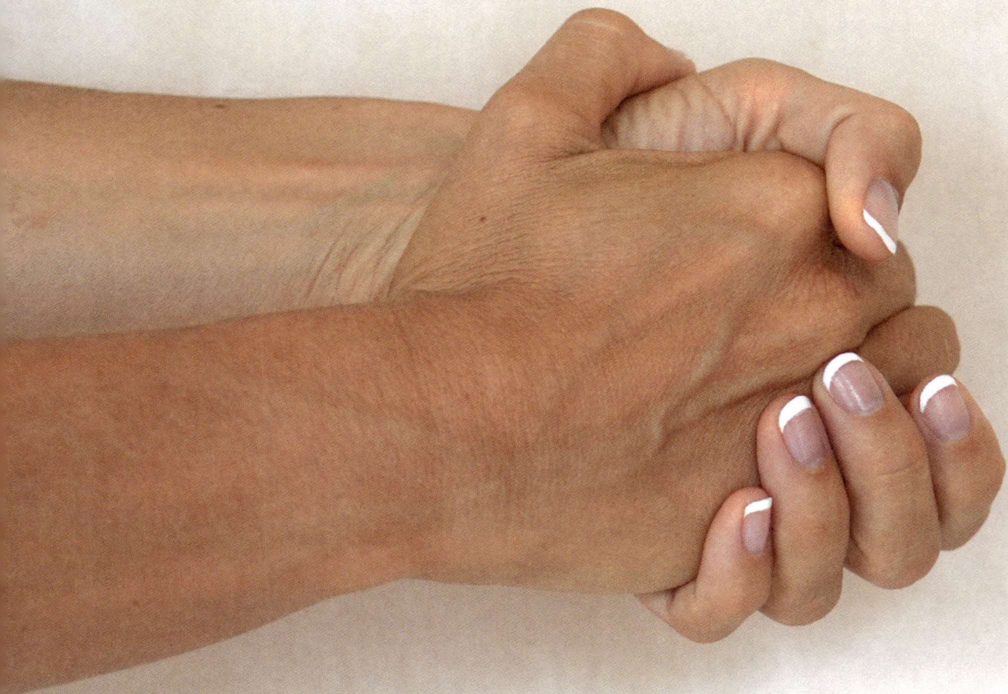

Ce mantra invite à la paix intérieure, à la purification et à la réalisation spirituelle. C'est l'un des mantras les plus puissants de l'hindouisme, incarnant la dévotion et la connection à l'énergie cosmique. Il accompagne toute intention.

Om Namah Shivaya

ॐ नमः शिवाय

Hommage à Shiva.

HISTOIRE

Sankalpa est un mot sanskrit qui signifie « intention, vœu ou désir sincère ». C'est un concept central dans la pratique du yoga et de la méditation, souvent utilisé pour formuler une intention positive ou un engagement personnel. Il s'agit d'une vision non encore accomplie, mais déjà présente en soi. L'intention du sankalpa est profonde et enracinée dans l'âme, elle est alignée avec la mission de vie ou le devoir spirituel, le dharma. Le sankalpa diffère d'une résolution, qui peut être idéaliste ou utopique avec une volonté plus ferme, et moins flexible. Celle-ci engendre généralement un changement drastique, influencé par l'extérieur ou le mental. Le sankalpa se base au contraire sur une observation constante et la possibilité de réajuster en dialoguant avec sa vision. Le sankalpa est non seulement formulé par l'intellect, mais il est aussi et surtout ressenti. Il se révèle intrinsèquement et la force de volonté le soutient. Lorsqu'un véritable sankalpa émerge, il vient avec toutes les ressources nécessaires pour se manifester, notamment Iccha, la volonté et l'énergie qui soutiennent le projet, Kriya, qui engendre l'action concrète et Jnana, qui fait émerger une sagesse en la matière.

EFFETS

La mudra Sankalpa est une technique puissante pour éliminer les distractions et canaliser son énergie mentale vers un objectif spécifique. Elle aide à aligner les pensées, les actions et les désirs sur une voie constructive et à développer une volonté forte pour réaliser ce qui est profondément souhaité.

Lorsqu'il est répété régulièrement et avec conviction, le sankalpa a le pouvoir de transformer la vie en agissant comme une boussole pour le développement personnel et spirituel. Il crée un sentiment de clarté mentale, en affirmant les priorités et en déployant l'énergie nécessaire à la réalisation. Et surtout, cette mudra symbolise la réception et l'acceptation de la mission.

PRATIQUE

- Joindre les deux paumes comme dans une poignée de main, un pacte à soi-même.
- La mudra Sankalpa peut être accompagnée d'une phrase courte, affirmative, au présent, qui attire l'énergie que l'on cherche. Cette affirmation positive peut aussi être appelée une Sankalpa. La mudra est alors un moyen additionnel pour unir le corps à l'esprit et optimiser son pouvoir.
- L'affirmation (comme la mudra) Sankalpa peut être effectuée chaque matin ou au début de la pratique pour définir une intention claire et un objectif précis.

अभय & वरद मुद्रा

ABHAYA & VARADA MUDRĀ

Mudra de protection

(Guidance, protection, accueil, connexion)

USAGE

Méditation, Pranayama, Asanas, Danse

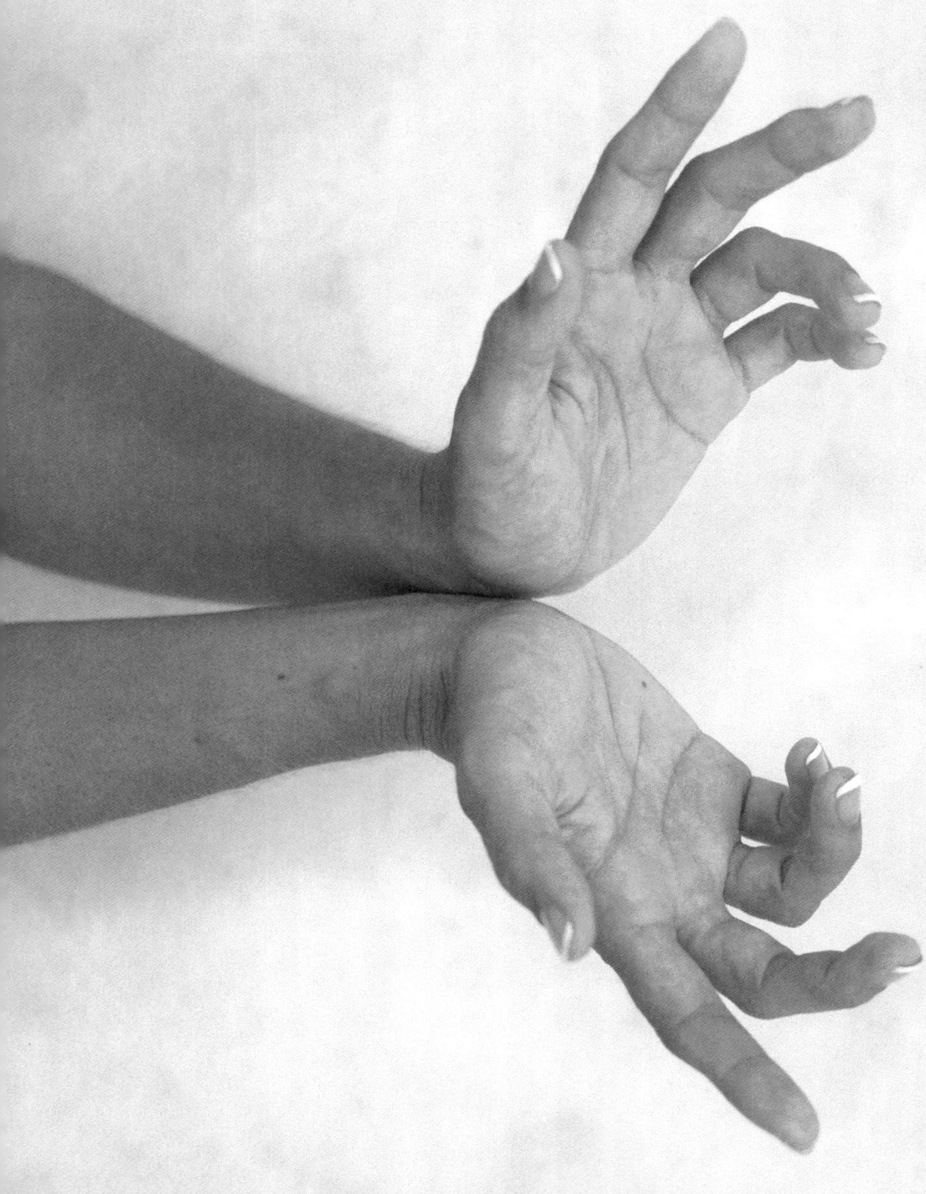

Ce mantra, Mere Gurudev, exprime un amour et une dévotion profonds envers le maître spirituel (Gurudev), guide divin, protecteur et source d'inspiration.

Mere Gurudev, mere Gurudev,
Charan kamal bandhu maiyaa.
मेरे गुरुदेव, मेरे गुरुदेव, चरण कमल बंधु मय्या।

Ô mon Gurudev, je dépose des fleurs de dévotion à tes pieds,
tout ce que j'ai vient de toi, et c'est à toi que je le dédie entièrement.

HISTOIRE

Abhaya est traduit par « absence de peur » ou « protection ». Bouddha Gautama méditait quand son cousin jaloux relâcha un éléphant sauvage, espérant que l'animal l'écraserait. Le Bouddha resta parfaitement calme et leva simplement sa main droite en formant l'Abhaya mudra, un geste symbolisant la paix, la sécurité et l'absence de peur. Au lieu de charger, l'éléphant s'agenouilla, dompté par la compassion et la tranquillité du Bouddha.

L'Abhaya mudra devint ainsi un symbole de non-violence, rappelant que la véritable force réside dans la paix intérieure et la bienveillance. Elle apporte confiance, et nous relie au monde invisible. La main ouverte induit le réconfort et le salut. Il apparait aussi dans les représentations iconographiques chrétiennes de Jésus.

Varada signifie « donner, accorder des faveurs ». Cette mudra est liée à l'offrande, à la charité, au don, à la compassion et à la sincérité. Elle signifie le souhait, le pardon, la miséricorde et la clémence. Elle apaise l'avidité, la colère et l'illusion. Cette mudra accompagne le travail du pardon. Pardonner aux autres et se pardonner soi-même. Une main tendue, qui donne avec indulgence peut se remplir de nouvelles richesses.

EFFETS

L'Abhaya mudra est un symbole de protection, de bénédiction et d'assurance. Elle est destinée à calmer la peur et à dissiper les inquiétudes pour soulever les défis et faire régner la paix. La Varada mudra est associée à la générosité illimitée, elle rétribue.

L'usage des deux mudras ensemble permet la résilience, le don et l'accueil. En recevant la vie et les auspices, on a les moyens de redistribuer depuis soi vers le monde, dans un cercle vertueux. Tout est maillon d'une même chaine, du même monde, comme le rappelle la conscience de l'écosystème, où chaque particule a son incidence sur le tout.

PRATIQUE

- Ces deux mudras peuvent se faire séparément ou ensemble, comme sur la photo.
- Elles se font avec les mains seulement légèrement ouvertes (non tendues), tournées vers l'extérieur. Abhaya se fait les doigts vers le haut, Varada vers le bas.

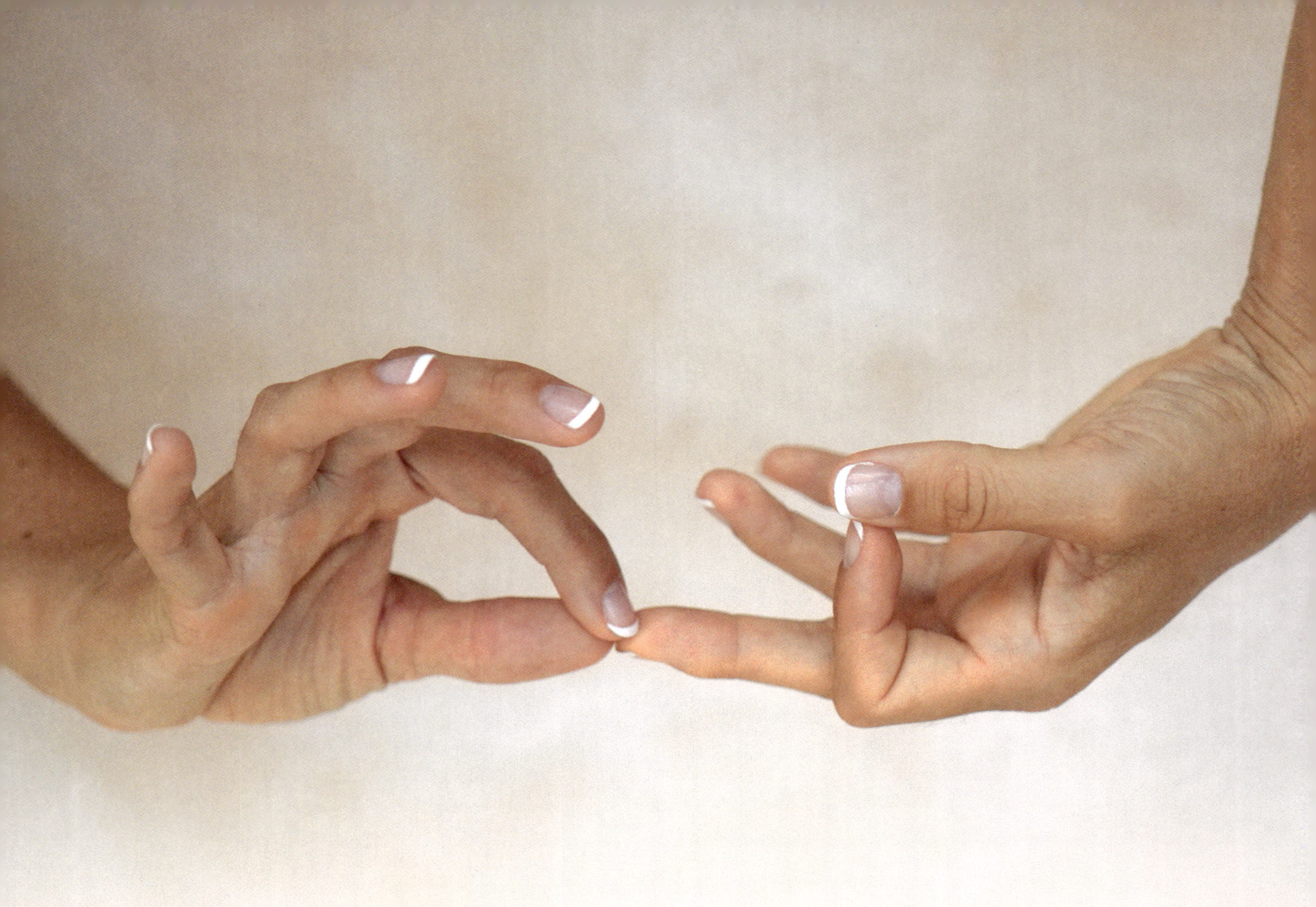

धर्मचक्र मुद्रा

DHARMACHAKRA MUDRĀ

Mudra de la roue du dharma

(Vérité absolue, introspection, illumination)

USAGE

Méditation, Pranayama

Les bija mantras sont des graines de son, ici associées aux chakras, qui connectent à chacune de leurs qualités.

Om Lam Vam Ram Yam Ham Om

ॐ लं वं रं यं हं ॐ

Les bija mantras harmonisent les chakras et favorisent l'équilibre énergétique.

HISTOIRE

Dharmachakra se traduit littéralement par « roue du dharma ou roue de la loi ». Cette mudra est associée à l'un des moments fondateurs du bouddhisme, l'un des plus significatifs de la vie du Bouddha : son premier sermon à Sarnath après avoir atteint l'illumination. Étaient réunis les cinq ascètes Kondanna, Vappa, Bhaddiya, Mahanama, et Assaji, qui l'avaient autrefois abandonné, lorsqu'il avait renoncé aux austérités extrêmes. Ils étaient sceptiques, mais en voyant la sérénité et la sagesse rayonnantes du Bouddha, ils décidèrent de l'écouter. Celui-ci exposa les nobles vérités :

– La vérité de la souffrance (Dukkha) : la vie est marquée par la souffrance et l'insatisfaction, non comme un chemin sinistre, mais comme la possibilité de s'élever ;
– La vérité de l'origine de la souffrance (Samudaya), causée par l'attachement, le désir, et l'ignorance ;
– La vérité de la cessation de la souffrance (Nirodha), en éliminant l'attachement et en atteignant le nirvana ;
– La vérité du chemin qui mène à la cessation de la souffrance (Magga) : connue sous le nom de la voie octuple : vue, pensée, parole, action, moyens de subsistance, effort, pleine conscience et concentration.

Après avoir entendu ce sermon, Kondanna, l'un des cinq ascètes, atteignit la compréhension profonde et devint le premier disciple du Bouddha à atteindre l'état de Sotapanna, celui qui est entré dans le courant menant à l'éveil. Les autres ascètes devinrent également ses disciples et atteignirent progressivement l'illumination. Ce premier enseignement marqua le début de la Sangha, la communauté des disciples du Bouddha et le début de la diffusion du bouddhisme à travers l'Inde et au-delà.

EFFETS

Le geste des deux mains reliées par un cercle symbolise l'union de la sagesse, représentée par la main gauche, et de la méthode ou de l'action, représentée par la main droite. Ensemble, elles indiquent l'harmonie entre la connaissance spirituelle et son application pratique.

Cette mudra, directement liée à la communication et à la transmission de la sagesse bouddhiste, est souvent associée aux Bouddhas et Bodhisattvas (êtres éveillés qui diffèrent leur propre illumination complète pour aider tous les autres à se libérer), qui sont engagés dans la transmission.

PRATIQUE

• Avec chacune des mains, le pouce et l'index forment un cercle.
Les autres doigts sont ouverts en éventail.
La paume de la main gauche est tournée vers le haut, et le majeur est le point de rencontre avec le cercle (index et pouce) de la main droite.

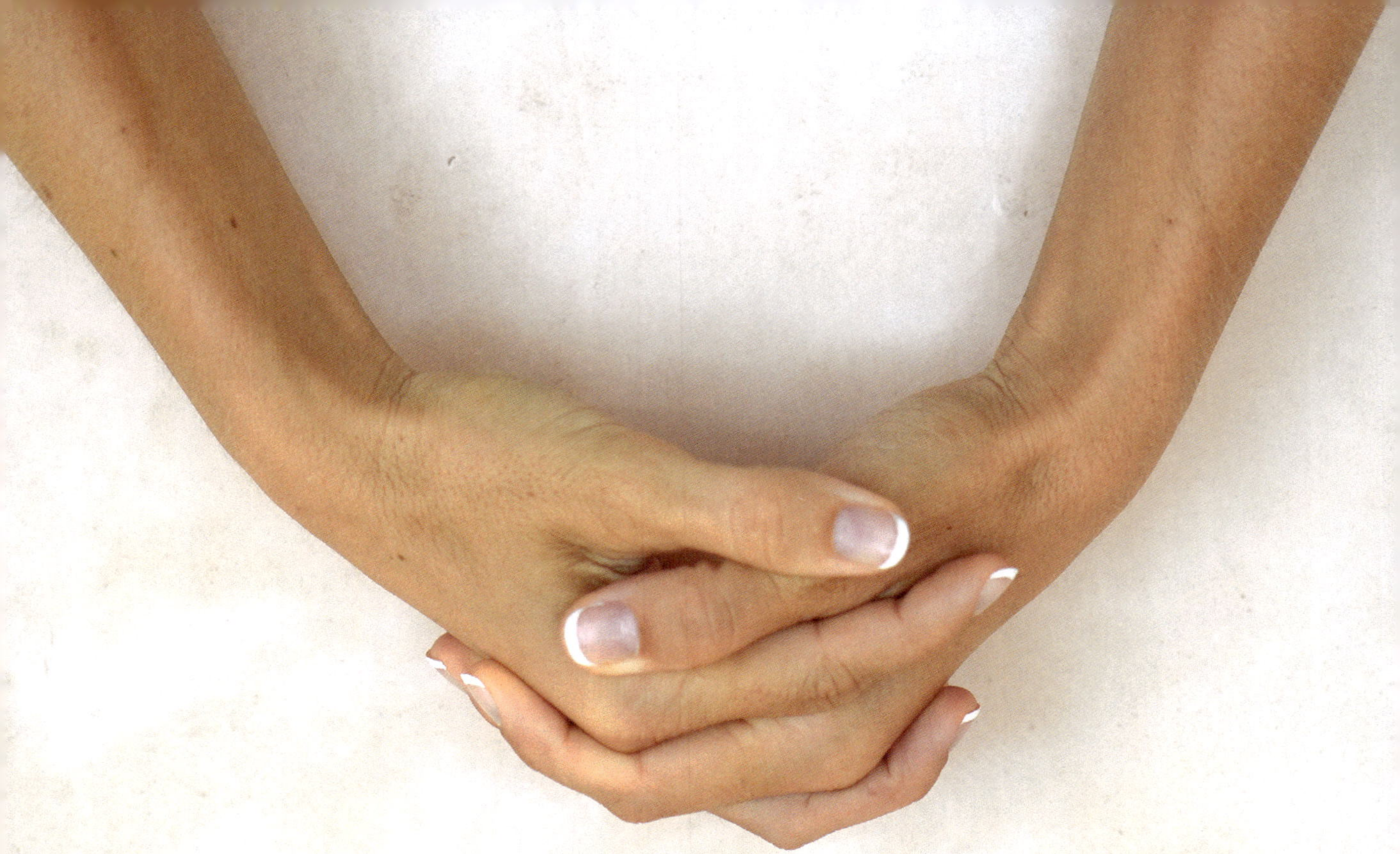

उषस मुद्रा

UṢHAS MUDRĀ

Mudra de l'aurore

(Sagesse, connexion, illumination)

USAGE

Méditation, Pranayama, Asanas

Ce mantra exprime la gratitude et le respect envers Patanjali, figure clé de la philosophie et de la pratique yogique, souvent récité en début de pratique.

Yogena Chittasya Padena Vacha
Malam Sharirasya Cha Vaidya Kena
Yopakarotham Pravaram Muninam
Patanjalim Pranjali Ranatosmi

योगेन चित्तस्य पदेन वाचा मलं शरीरस्य च वैद्यकेन।
योऽपाकरोत्तं प्रवरं मुनीनां पतञ्जलिं प्राञ्जलिरानतोऽस्मि॥

Je m'incline devant Patanjali, le sage qui a donné le yoga pour purifier l'esprit, la grammaire pour purifier la parole, et la médecine pour purifier le corps.

HISTOIRE

Ushas signifie « aube ou aurore », symbole de renouveau et d'optimisme. En nous alignant sur l'énergie de l'aube, nous pouvons cultiver un sentiment de vitalité et d'infini potentiel. Dans la tradition yogique, chaque moment de la journée porte une énergie particulière, correspondant aux rythmes de la nature et propice à certaines pratiques.

– Brahma Muhurta (avant l'aube) : moment idéal pour méditer dans le calme et la pureté ;
– Pratah Kala (matin) : énergie fraîche et revitalisante, propice à l'activité physique et à la clarté mentale, aux tâches de vision et planification ;
– Madhyanha Kala (midi) : période de feu intérieur, métabolisme et digestion propices à l'action ;
– Aparahna Kala (après-midi) : transition douce, favorable aux activités requérant moins de concentration ;
– Sandhya Kala (crépuscule) : le coucher de soleil invite à des pratiques calmes et introspectives ;
– Ratri Kala (nuit) : temps de régénération, où le calme accompagne au sommeil.

EFFETS

L'Ushas mudra incarne la vivacité mentale, la joie et les nouvelles impulsions. Elle harmonise le système hormonal et inspire à vivre chaque moment avec conscience et gratitude. Physiquement, elle améliore la digestion, stimule le métabolisme et renforce l'immunité, offrant un ancrage profond et un bien-être général.

PRATIQUE

• Les doigts sont entrelacés.
Les paumes peuvent être jointes ou légèrement espacées.

• Les mains peuvent être tenues au niveau du bas-ventre, de la poitrine ou au-dessus de la tête, éventuellement les paumes tournées vers l'extérieur.

उत्तरबोधी मुद्रा

UTTARABODHI MUDRĀ

Mudra de l'illumination ultime

(Sagesse, connexion, illumination)

USAGE

Méditation, Pranayama, Asanas

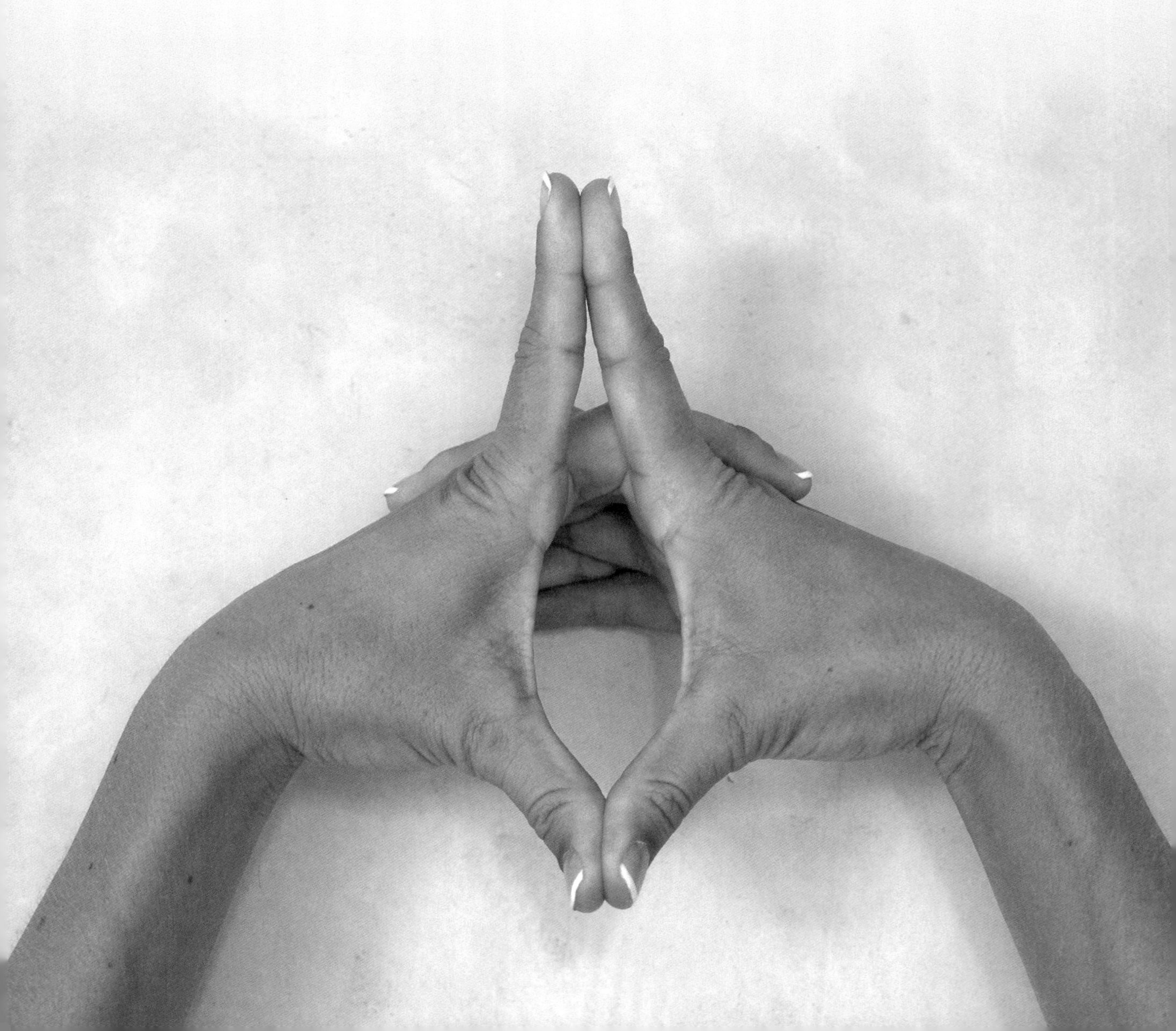

Ce mantra exprime une prière à Shiva pour une vie digne.

Anaayesaena maranam, Vinaadhainyaena jeevanam, Daehi mae Kripayaa shambho, Thvaya bhakthim achanchalam

अनायासेन मरणं विनादैन्येन जीवनं देहि मे कृपया शम्भो त्वयि भक्तिं अचञ्चलं ॥

Ô Shambho (Seigneur Shiva), accorde-moi ta grâce, une mort sans souffrance, une vie sans dépendance (ni humiliation) et une dévotion inébranlable envers toi.

HISTOIRE

Uttara se traduit par « supérieur, élevé ou ultime », et *bodhi* par « éveil, illumination ou connaissance ». Le concept d'Uttarabodhi se réfère donc à l'état d'éveil spirituel le plus élevé ou à la réalisation de la vérité ultime, celle qui mène à la libération absolue (moksha dans l'hindouisme, nirvana dans le bouddhisme). Dans l'hindouisme, c'est l'état où l'individu réalise l'unité de l'Atman, le soi, avec Brahman, la conscience universelle ; dans le bouddhisme, l'individu comprend la nature impermanente et interdépendante de toutes choses.

Les concepts d'éveil suprême et d'illumination sont omniprésents dans les textes anciens, avec des particularités selon les traditions :

– Les Upanishads prônent une vision non duelle, par l'unité entre l'Atman (soi individuel) et le Brahman (conscience universelle).
– La Bhagavad-Gita propose une approche pratique et accessible, où la libération (moksha) peut être atteinte par la dévotion, l'action désintéressée ou la connaissance, tout en restant actif dans le monde.
– Les Sutras bouddhistes insistent sur l'absence d'un soi permanent (anatta) et enseignent que l'éveil (bodhi) est la fin de la souffrance, menant à nirvana grâce à la méditation et à l'éthique.

EFFETS

Uttarabodhi mudra est associée à la réalisation de soi. C'est un geste de triomphe spirituel, le Samadhi, et d'accomplissement. Il est le développement d'une paix qui se traduit par un amour inconditionnel pour la vie. Sa pratique permet aussi de sortir d'un état physique ou mental apathique.

PRATIQUE

- Entrelacez les doigts en pointant les index et les pouces dans deux directions opposées.
- Placez les mains devant le bassin pour restaurer un lien à la terre, devant la poitrine pour se connecter à la voie du cœur et au niveau du front, pour adoucir les pensées.
- Cette mudra ne doit pas être confondue avec la Yoni mudra.

कपोत मुद्रा

KAPOTA MUDRĀ

Mudra du soi intérieur ou du pigeon

(Énergie, introspection, message)

USAGE

Méditation, Pranayama, Asanas

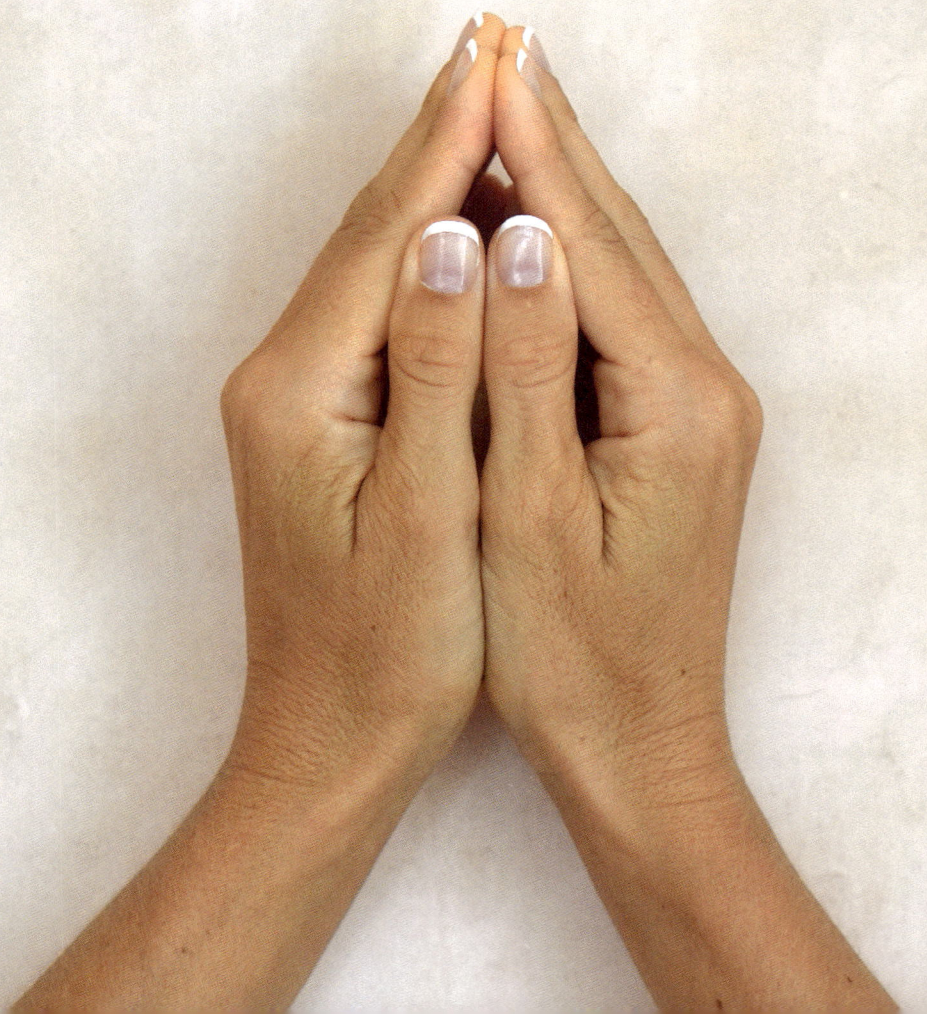

Ce mantra promeut l'unité, l'étude efficace et la paix à tous les niveaux.

Om Sahana Vavatu

ॐ सहनाववतु

Que nous soyons tous protégés et nourris, que nous travaillions ensemble avec énergie et harmonie.

HISTOIRE

Le mot *kapota* en sanskrit est généralement traduit par « pigeon ou colombe ». La colombe est reconnue mondialement comme symbole universel de paix, de pureté et de spiritualité, et si le pigeon a perdu de son prestige, à travers cette mudra, il le peut le reconquérir. Ces animaux représentent les mêmes qualités en termes de symbolisme, notamment la paix, la pureté et la dévotion.

Les pigeons voyageurs ont joué un rôle clé dans la communication à longue distance grâce à leur capacités exceptionnelles de repérage, et ce jusqu'au xxe siècle en Inde. Leur sens de l'orientation repose sur les champs magnétiques terrestres, le soleil et des repères visuels.

Les siddhis sont des pouvoirs ou des capacités extraordinaires qui peuvent être développés grâce à des pratiques spirituelles avancées, notamment par le yoga et la méditation. Le concept de lévitation et de télétransportation est mentionné parmi les siddhis, dans les *Yoga Sutras* de Patanjali :

– Laghima, la capacité de rendre le corps extrêmement léger, permettant ainsi de flotter ou de léviter ;
– Pratibha : la clairvoyance, incluant la capacité de percevoir des choses à distance ou de se déplacer instantanément d'un endroit à un autre.

Bien que ces pouvoirs puissent sembler impressionnants et donner envie, les textes yogiques, en particulier les *Yoga Sutras*, mettent en garde contre la poursuite de ces capacités qui peuvent conduire à l'égo et à l'illusion. Ces manifestations temporaires devraient plutôt être des expériences qui aident la ou le pratiquant·e à comprendre les lois subtiles de l'univers.

EFFETS

La Kapota mudra symbolise la pureté, la paix et la dévotion. Elle est souvent utilisée pour invoquer la paix intérieure et pour se connecter avec des qualités spirituelles plus élevées.

Cette mudra nous permet de recueillir les messages de notre intérieur et de méditer dessus. On dit même qu'elle nous permettrait d'acquérir des perceptions extrasensorielles.

PRATIQUE

• Placez vos deux mains ensemble, paume contre paume, puis créez un espace entre celles-ci et en gardant les bords des pouces qui se touchent.

नर्वाण मुद्रा

NIRVĀṆA MUDRĀ

Mudra de réalisation

(Énergie, libération)

USAGE

Méditation, Pranayama, Asanas

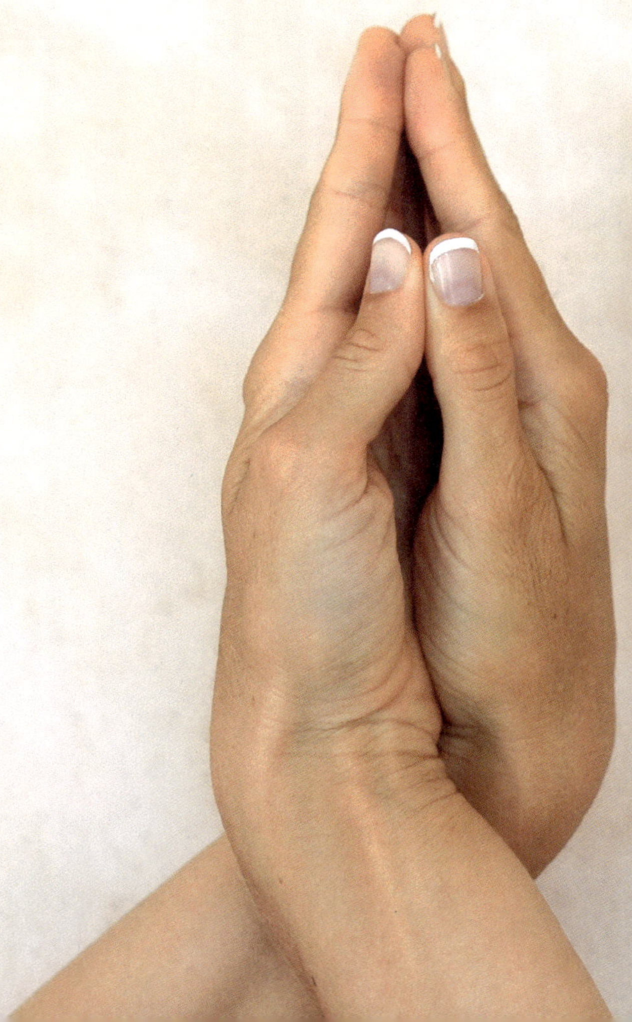

C'est un chant de dévotion utilisé pour purifier l'esprit
et se connecter à la conscience divine.

Hare Krishna, Hare Krishna, Krishna Krishna, Hare Hare
Hare Rama, Hare Rama, Rama Rama, Hare Hare

हरे कृष्ण, हरे कृष्ण, कृष्ण कृष्ण, हरे हरे हरे राम, हरे राम, राम राम, हरे हरे

Ce mantra invoque les noms de Krishna et Rama, incarnations les plus vénérées de Vishnu, et leur amour divin.

HISTOIRE

L'état de *nirvana* est un terme bouddhiste et hindouiste désignant l'extinction des désirs, la libération de l'illusion et l'atteinte de l'illumination ou de la libération ultime. *Nirvana* signifie littéralement « extinction ou cessation » en sanskrit et en pali. Cet état est atteint en transcendant les attachements mondains et en réalisant la véritable nature de la réalité. Le yoga vise à atteindre un état de libération où l'esprit est complètement purifié et séparé des fluctuations de la matière. En yoga et dans les traditions orientales, le concept équivalent à nirvana est souvent appelé moksha.

Moksha signifie « libération ou émancipation » : il désigne la libération de l'âme (Atman) du cycle de la naissance, de la mort et de la renaissance. L'état de moksha est atteint lorsque l'individu réalise l'union de l'Atman avec le Brahman, la réalité ultime ou la conscience universelle, c'est le cas des sages védiques rishis, en voici quelques-uns :

– Rishi Vyasa : le compilateur des Vedas et l'auteur présumé du *Mahabharata* et des *Brahma Sutras* ;
– Rama et Krishna : dans les épopées du *Ramayana* et du *Mahabharata*, ils sont considérés comme des incarnations de Vishnu, venus sur Terre pour restaurer le dharma (l'ordre cosmique) ;
– Kabir : poète mystique et saint du xve siècle, il a enseigné une forme de spiritualité simple et directe influencée à la fois par l'hindouisme et l'islam ;
– Ramana Maharshi : un maître spirituel moderne, qui a enseigné la méthode de l'auto-enquête (Atma Vichara) pour réaliser la véritable nature du soi.

EFFETS

Cette mudra aide à calmer l'esprit et à réduire les pensées perturbatrices, facilitant ainsi la méditation profonde. Elle favorise la réalisation spirituelle et la compréhension de la véritable nature de la réalité. Elle renforce le courage nécessaire au détachement des désirs mondains et aide à cultiver une attitude de renoncement et de paix intérieure.

Cette mudra peut nous rappeler les différents chemins qui s'offrent à nous dans la spiritualité : l'expérimentation par la méditation et le contrôle mental (Raja), la dévotion (Bhakti), la connaissance (Jnana) et l'action désintéressée (Karma). Quels que soient le volet exploré ou le moment, la sagesse de nirvana peut nous guider et nous permet d'aborder la vie avec une attitude adéquate.

PRATIQUE

- Les bras se croisent et les paumes des mains se touchent.
- Il est plus facile de réaliser cette mudra lorsque les bras sont élevés au-dessus de la tête.

मुष्टि मुद्रा

MUṢHṬI MUDRĀ

Mudra du poing

(Énergie, concentration, convergence)

USAGE

Méditation, Pranayama

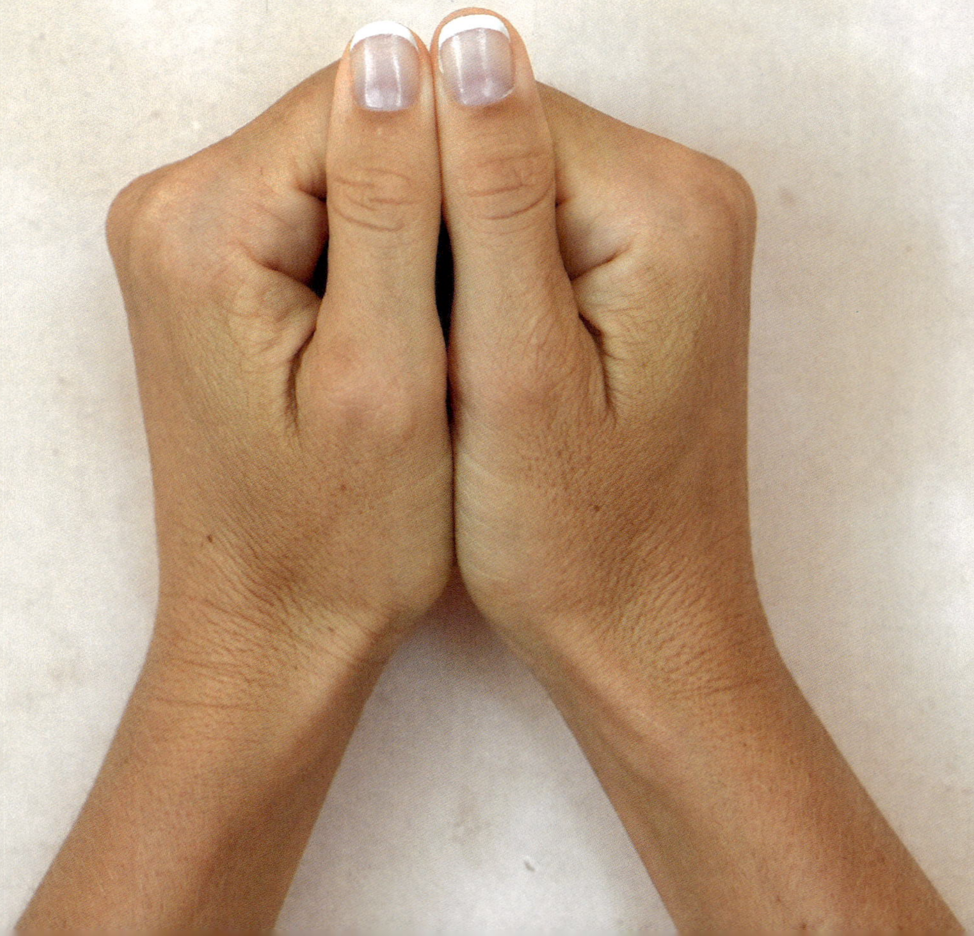

Ce mantra relie l'individu à la source de toute création,
guidant vers la pureté et l'éveil spirituel, avec détermination.

Hari Om Tat Sat

हरि ॐ तत् सत्

Hommage à l'essence suprême, Hari représentant l'aspect divin, et tat sat symbolisant la vérité ultime et l'existence absolue.

HISTOIRE

Mushti en sanskrit signifie « poing », et cette mudra est ainsi liée à la puissance intérieure, à la libération du stress et à l'expression des émotions. Dans la danse classique indienne, telle que le bharatanatyam ou le kathak par exemple, la Mushti mudra est l'une des nombreuses Hasta mudras qui racontent une histoire, une performance narrative (abhinaya). Elle représente la fermeté, la force, la détermination, et le contrôle. Elle peut également représenter l'action de saisir ou de tenir quelque chose fermement.

Le kalaripayat est l'un des arts martiaux originaires du Kerala les plus anciens. La Mushti mudra y est utilisée comme un symbole, mais aussi comme une posture pratique pour l'entraînement et le combat. Elle représente la capacité à concentrer l'énergie et à l'utiliser efficacement pendant la lutte lors des mouvements de frappe, de blocage et de manipulation des armes.

EFFETS

Dans les pratiques de yoga et de méditation, la mudra Mushti canalise l'énergie de la force, de la détermination, pour libérer les émotions refoulées, telles que la colère, la frustration et le stress. Le poing symbolise le processus de saisir et de libérer les émotions, permettant ainsi de soulager le cœur et de cultiver la paix intérieure.

Cette mudra permet de canaliser les émotions pour les personnes qui ont du mal à les exprimer et stimule le chakra du plexus solaire (Manipura Chakra), qui est le centre de la volonté, de la détermination et de la puissance personnelle, pour renforcer la résilience face aux défis de la vie. Elle soutient la volonté et l'engagement.

PRATIQUE

- Formez un poing avec chaque main en repliant les doigts vers la paume. Les pouces sont placés par-dessus les doigts repliés.

- La mudra enrobée : une version qui m'est personnelle, c'est la mudra Mushti de la main droite, enrobée par la main gauche, gardant les pouces alignés sur la même hauteur. C'est alors le féminin qui protège le masculin. Il est possible d'enrober avec la main droite, et c'est ainsi le masculin qui soutient le féminin.

शम्भला मुद्रा

ŚHAMBHALĀ MUDRĀ

Mudra du bouclier

(Protection, énergie, stabilité)

USAGE

Méditation, Pranayama

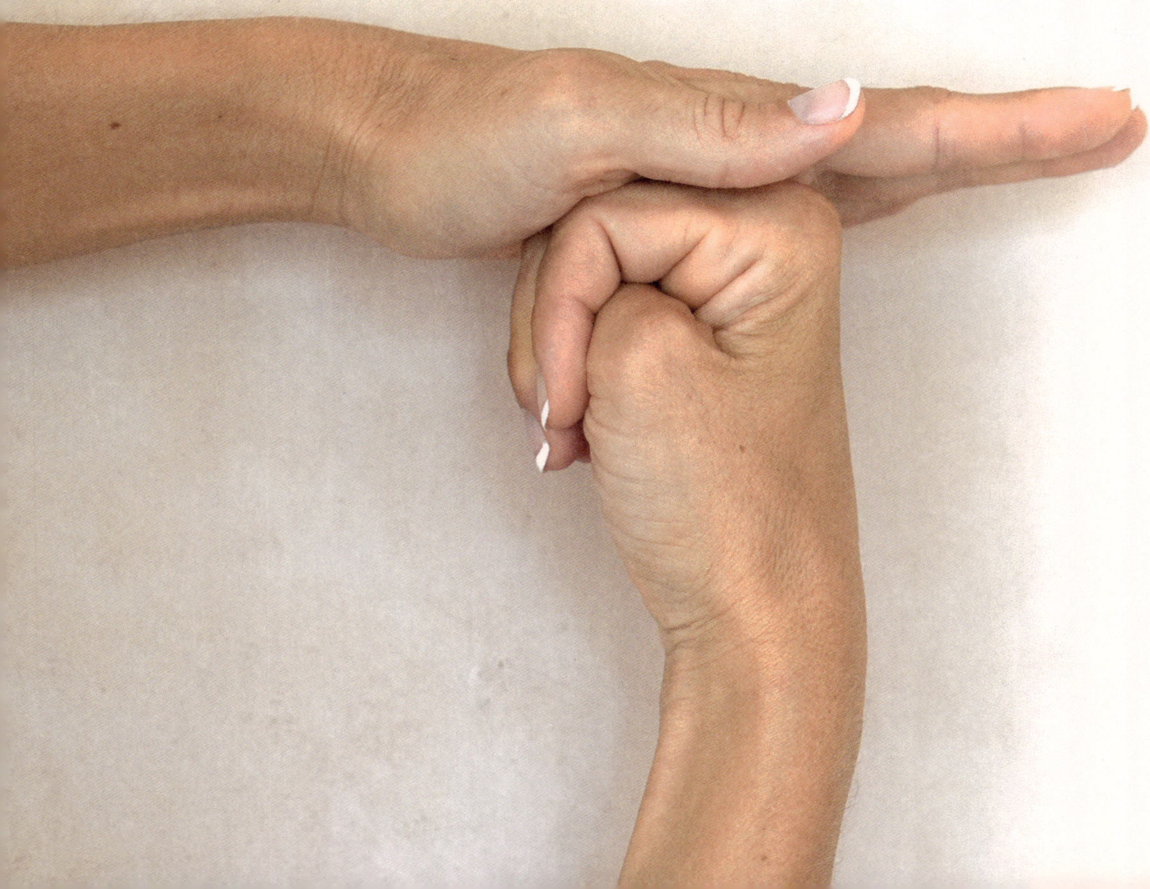

Mantra dévotionnel honorant Ma Durga, la mère universelle et protectrice, invitant à la sécurité intérieure et à l'équilibre universel.

Jaya Jagadambe Mā Durgā

जय जगदम्बे माँ दुरगा

Gloire à Ambe, la Mère de l'univers,
Mata Bhavani, gloire à toi, Ambe.

HISTOIRE

Shambhala est une terre pure légendaire, située au-delà des montagnes enneigées de l'Himalaya, Elle est le lieu prédit de la venue d'un futur roi, Kalki dans l'hindouisme, ou d'un futur Bouddha, Maitreya dans le bouddhisme, qui rétablira l'ordre et la justice dans le monde.

Dans le bouddhisme tibétain, Shambhala est mentionné dans plusieurs textes, dont le célèbre *Kalachakra Tantra*. Dans ce royaume circulaire, règne un roi Bodhisattva, un être éveillé qui a fait le vœu de retarder son entrée dans le nirvana afin d'aider tous les êtres sensibles à atteindre l'illumination.

Dans l'hindouisme, bien que Shambhala ne soit pas aussi central que dans le bouddhisme tibétain, ce lieu est également mentionné dans les écrits du *Vishnu Purana*, en relation avec la prophétie de Kalki, dixième avatar de Vishnu, qui doit se manifester un jour pour détruire le mal et restaurer le dharma.

Shambhala correspond à l'état d'harmonie, une terre origine et destination qui a vocation à disparaitre et réapparaître continuellement dans les âges du monde, les yugas. Le cycle complet appelé Maha Yuga, ou Chatur Yuga, se répète. Chaque yuga dure plusieurs centaines de millénaires et se caractérise par un déclin progressif de la vertu, de la moralité et de la vérité, avant que ne réapparaisse l'âge d'or. Voici leur succession :

– Satya Yuga, l'âge d'or : la vertu, la vérité et la justice règnent.
– Treta Yuga, l'âge d'argent : la vertu commence à décliner, c'est l'époque des grandes épopées comme le *Ramayana*, des figures héroïques et des conflits coexistent.
– Dvapara Yuga, l'âge de bronze : le déclin moral se poursuit et l'humanité devient plus matérialiste. Le *Mahabharata*, une autre grande épopée, se déroule durant cette période, où les conflits et les guerres deviennent plus fréquents.
– Kali Yuga, l'âge de fer, dans lequel nous vivons actuellement, caractérisé par un déclin extrême de la moralité : les humains sont dominés par le matérialisme, l'égoïsme et les conflits.

EFFETS

La mudra Shambhala invite la protection, le renforcement de l'énergie intérieure et la stabilité mentale. Ce bouclier de défense spirituelle prévient les influences négatives. Lorsqu'on est chamboulé, que ce soit à notre échelle individuelle ou dans le collectif, il faut tenir bon et se rattacher à des valeurs sincères.

Cette mudra nous permet de nous replanter dans cet idéal, cette confiance, cette foi, cette espérance qui nous permettent de vivre avec dignité en toutes circonstances. Elle nous rappelle que les idéaux sont importants.

PRATIQUE

• Le poing droit serré est orienté vers le haut. La main gauche en mudra Pataka : la main est étirée, les doigts serrés, comme pour sceller la puissance du poing.

वज्रप्रदाम मुद्रा

VAJRAPRADĀMA MUDRĀ

Mudra de la confiance inébranlable

(Sécurité, confiance)

USAGE

Méditation, Pranayama

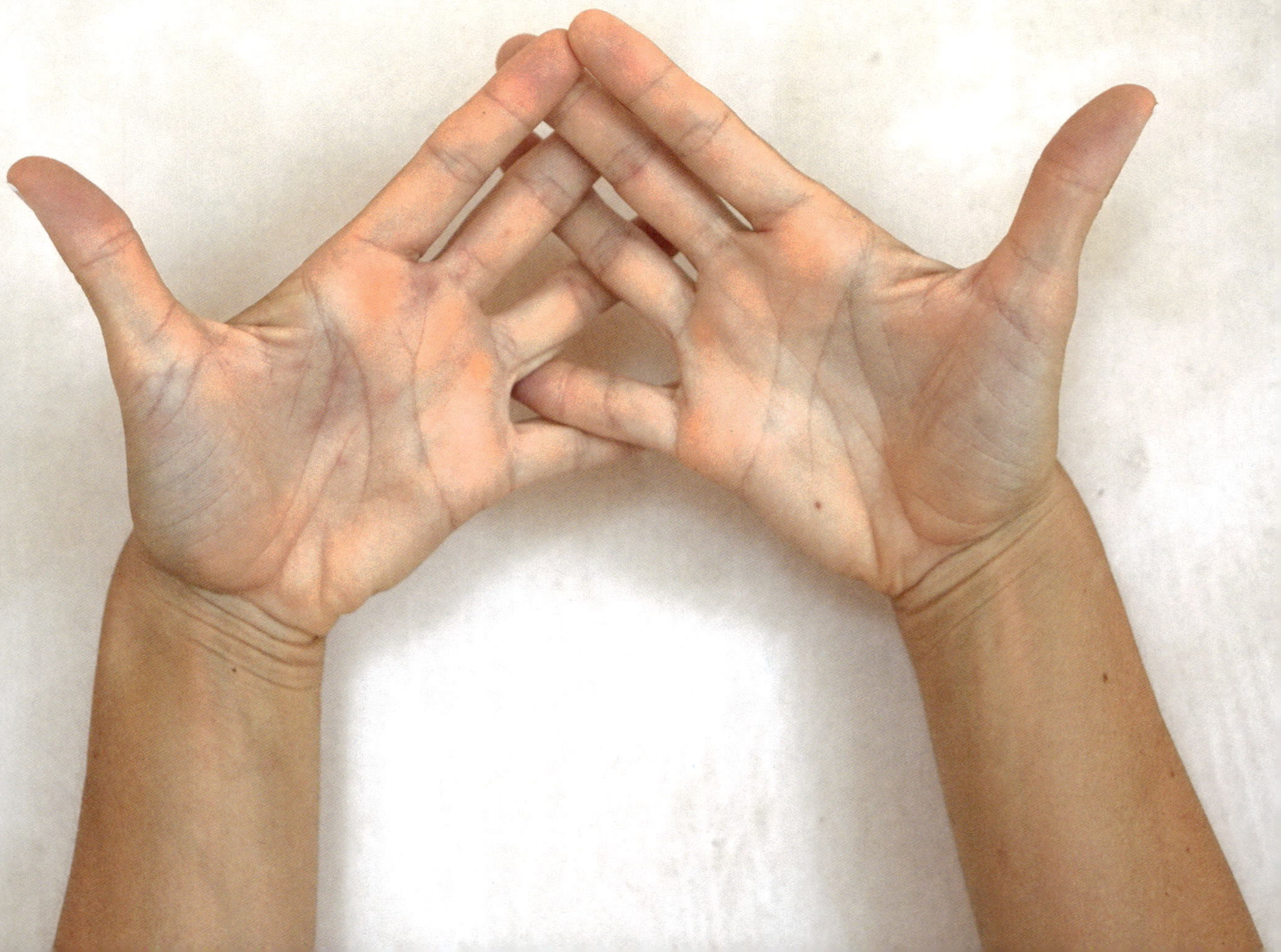

Ce mantra invoque Ganesha pour enlever les obstacles et bénir de la sagesse, de la prospérité et de la réussite. Il symbolise la confiance totale dans la capacité à surmonter les défis.

Vakratunda Mahakaya Suryakoti Samaprabha
Nirvighnam Kuru Me Deva Sarva Karyeshu Sarvada

वक्‌रतुण्‌ड महाकाय सूर्‌यकोटि समप्‌रभ
नरि्वघि्नं कुरु मे देव सर्‌वकार्‌येषु सर्‌वदा

Ô Seigneur à la trompe courbée et au grand corps, brillant comme mille soleils, élimine tous les obstacles dans toutes mes entreprises, à jamais.

HISTOIRE

Vajra signifie « foudre » ou « diamant », symbolisant la force, l'indestructibilité et la résilience, et *pradama* signifie « confiance » ou « foi ». Dans la mythologie hindoue, Indra, le roi des dieux, possédait une arme divine appelée le vajra. Cette arme était faite des os du sage Dadhichi, qui avait sacrifié son propre corps pour permettre aux dieux de créer cette arme. Le vajra était connu pour être indestructible, capable de détruire n'importe quel ennemi et symbolisant la puissance divine absolue.

Un jour, les dieux étaient confrontés à un démon redoutable nommé Vritra, qui avait pris le contrôle des eaux célestes et semé la terreur dans le monde. Les autres dieux, impuissants, se tournèrent vers Indra pour qu'il les sauve. Avec une foi inébranlable en la force du vajra et la justice de sa cause, Indra s'avança contre Vritra. Un combat titanesque s'ensuivit. Malgré la puissance de Vritra, l'arme d'Indra triompha du démon, libérant ainsi les eaux et ramenant l'harmonie dans l'univers.

EFFETS

Cette mudra permet de cultiver un profond sentiment de sécurité intérieure, de confiance en soi et en l'univers. Elle libère des raisons qui causent la méfiance et permet de gagner en assurance. Elle transforme la sensation de ne pas être « assez », en travaillant l'estime de soi en parallèle de la confiance en soi.

PRATIQUE

- Les doigts sont entrelacés par leur pointe, les pouces tournés vers le haut et l'extérieur.

- Il est possible de croiser davantage les doigts, jusque dans leur insertion, en gardant les index qui se touchent seulement depuis leur pointes, pour former un triangle avec le reste des doigts.

मण्डल मुद्रा

MAṆDALA MUDRĀ

Mudra du mandala

(Paix, harmonie)

USAGE

Méditation, Pranayama

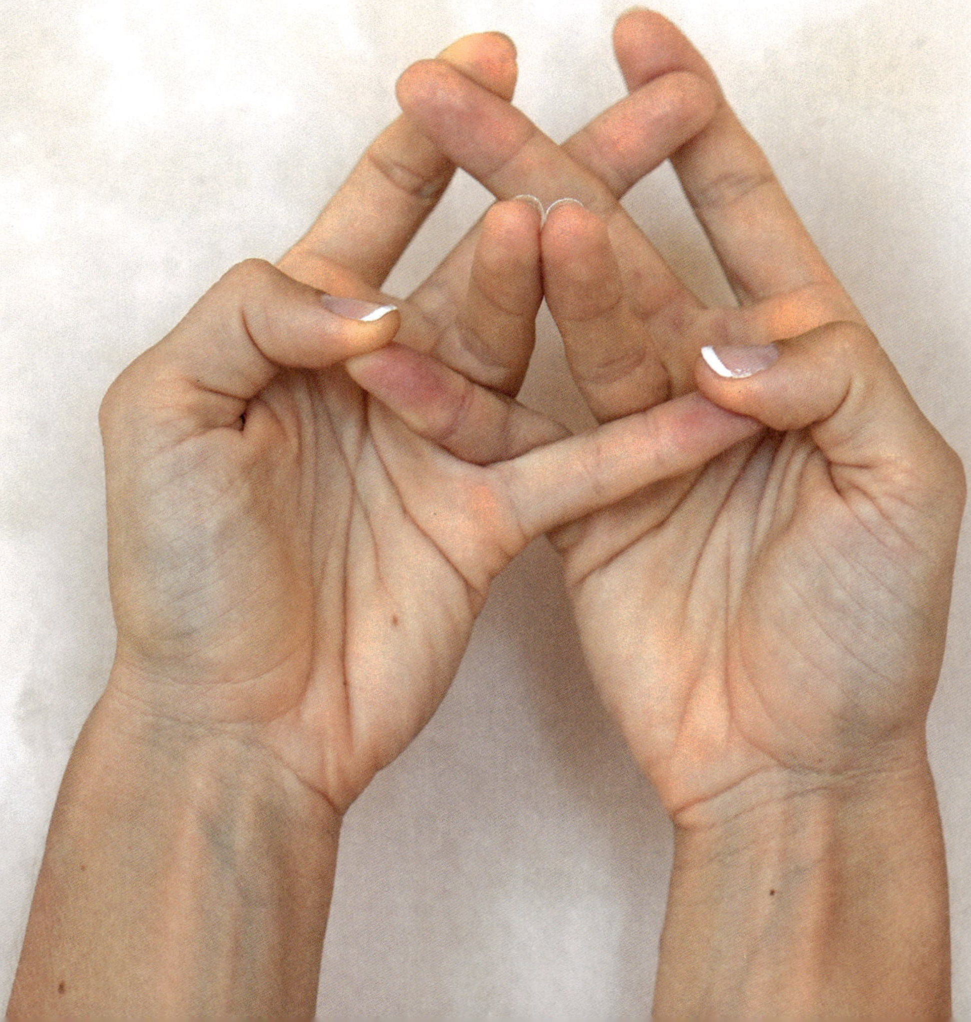

Que ce soit dans la récitation de mantras, la méditation, la pratique du yoga ou la philosophie, Le numéro 108 est un chiffre symbolique représentant l'unité avec le 1, l'espace et le vide avec le 0 et l'infini en spirale avec le 8.

Om x 108

ॐ

Répéter 108 fois le Om est une pratique spirituelle à part entière dans la culture indienne, ouvrant l'accès d'un portail méditatif. On peut aussi répéter 108 fois la salutation au soleil ou un mantra.

HISTOIRE

En sanskrit, *mandala* signifie « cercle ou disque ». Un mandala est une structure géométrique symbolisant l'ordre, l'équilibre et l'unité. Les mandalas représentent également des palais divins ou des diagrammes sacrés, des portails visuels utilisés pour la méditation et la visualisation. Ils sont souvent créés temporairement avec des matériaux comme le sable coloré dans les traditions bouddhistes tibétaines, où leur destruction finale symbolise l'impermanence de la vie.

Le yantra est un mandala, généralement un diagramme symbolique composé de formes géométriques simples représentant des aspects divins ou des concepts cosmiques. Les yantras sont associés à des divinités ou énergies spécifiques, et sont principalement utilisés dans les pratiques tantriques et hindoues pour invoquer ces énergies et méditer. Ce sont des outils ciblés, conçus pour canaliser des énergies spécifiques ou atteindre un objectif spirituel précis. Ils sont souvent gravés sur du métal, du bois, ou dessinés sur du papier et peuvent parfois être portés comme des amulettes.

Ainsi, les mandalas ont une portée universelle, tandis que les yantras sont des diagrammes spécifiques, destinés à des fonctions spirituelles particulières. Toutes les mudras sont des « mandalas de mains », avec la vocation du yantra pour se connecter à la source. La forme de la mudra mandala rappelle la complexité des motifs géométriques qui expriment la beauté.

EFFETS

La Mandala mudra offre de nombreux bienfaits, notamment l'équilibre du prana, la force vitale, la régulation du système endocrinien, ainsi que l'amélioration de la capacité pulmonaire et de la force musculaire.

On peut y reconnaitre l'interconnexion de toutes choses qui renforce le sentiment d'unité avec l'univers. Le mandala, en tant que symbole, est souvent utilisé pour protéger et purifier l'espace spirituel et l'esprit, offrant ainsi une barrière contre les influences néfastes, rôle de purification que sa mudra associée peut également jouer.

PRATIQUE

• Cette mudra semble compliquée, mais en y allant étape par étape, elle devient simple :

– Les auriculaires se croisent l'un par-dessus l'autre et les pouces opposés les accrochent.
– Les annulaires s'érigent l'un contre l'autre. Dès qu'ils sont en place, le reste de la structure devient plus aisée.
– Alors les majeurs se croisent l'un par-dessus l'autre et les index les accrochent.
– Si l'on considère les annulaires comme centre, il y a une correspondance entre les doigts en dessous et au-dessus.

MUDRAS DES ANIMAUX

LA NATURE EST LA PREMIÈRE SOURCE D'INSPIRATION DE L'HOMME, Y COMPRIS DANS LE YOGA

C'est par l'observation du monde végétal et du monde animal que l'on se définit dans notre environnement. Les postures de yoga sont aussi inspirées du vivant. Nous connecter aux animaux est une opportunité de stimuler et jouer avec notre imagination, pour amener les qualités animales dans notre expression intérieure.

गरुड मुद्रा

GARUDA MUDRĀ

Mudra de l’oiseau mystique

(Liberté, loyauté, envergure)

USAGE

Méditation, Pranayama, Asanas, Danse

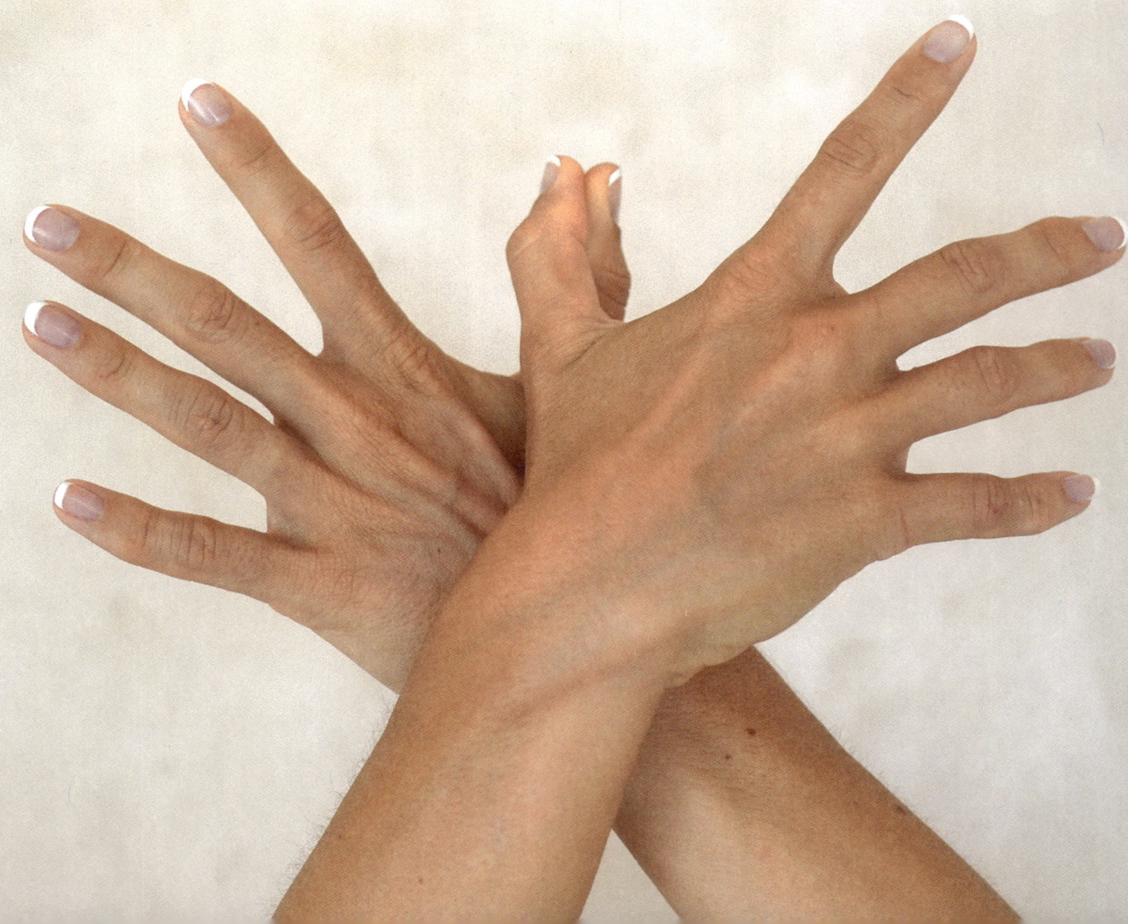

Ce mantra invoque l'aigle Garuda, sollicitant sa guidance
pour nous élever spirituellement et nous protéger. Il célèbre la puissance
et la sagesse de Garuda, symbolisées par ses ailes dorées.

Om Thathpurushaya Vidhmahe
Suvarna Pakshaya Dheemahe
Thanno Garuda Prachodayath

ॐ तत्पुरुषाय वद्मिहे सुवर्णपक्षाय धीमहि। तन्नो गरुडः प्रचोदयात्॥

Om, nous méditons sur cet être suprême, Garuda aux ailes dorées. Puisse ce Garuda illuminer et inspirer notre esprit.

HISTOIRE

Garuda est le roi des oiseaux, une figure mythique avec un corps humain, un bec et des ailes d'aigle. Il est considéré comme l'ennemi juré des serpents. Garuda est le véhicule du dieu Vishnu, le transportant souvent lors de ses voyages célestes. Il est réputé pour sa force, sa rapidité et son intelligence, c'est un symbole de pouvoir et de protection.

Ses actions illustrent le courage, la justice et la libération. Dans le *Mahabharata* et le *Garuda Purana*, Garuda est le fils de Vinata, une des épouses de l'un des sept grands sages Kashyapa. La sœur de Vinata, jalouse, l'avait piégée, aidée par ses fils les serpents (Nagas). Garuda, à la demande des serpents, affronta de redoutables obstacles pour atteindre l'amrita, le nectar d'immortalité des dieux, prix de la liberté de sa mère. En possession de l'amrita, Garuda rencontra Vishnu qui lui offrit un souhait. Garuda demanda à être immortel et devint, avec honneur et gratitude, la monture divine de Vishnu. Garuda retourna finalement vers les serpents et leur présenta l'amrita, mais leur conseilla de se purifier avant de le boire. Vinata fut cependant libérée avant que les serpents ne reviennent et Indra, le roi des dieux, avait déjà récupéré le nectar. Les serpents restèrent finalement mortels et trompés.

EFFETS

La mudra Garuda symbolise le discernement, la loyauté, l'ascension spirituelle et la victoire sur les forces obscures. C'est par sa vision planante que l'oiseau perçoit l'horizon. Rien ne lui échappe depuis les hauteurs. Les oiseaux ont généralement des yeux perçants, un sens de l'orientation distinctif et de forts instincts de survie.

Sur un plan physique, la mudra active la circulation sanguine, revitalise les organes et équilibre les énergies des deux côtés du corps. Agissant spécialement sur le bassin et la poitrine, elle détend et soulage les douleurs liées aux troubles menstruels, aux troubles gastro-intestinaux et aux difficultés respiratoires. Elle aide également les personnes à faire face à l'épuisement et aux fluctuations de l'humeur.

PRATIQUE

- Les paumes tournées vers le cœur, les mains se croisent à hauteur des poignets. Les pouces se crochètent et le reste des doigts s'étire vers l'extérieur.

- Il existe une autre mudra de l'aigle dans la posture Garudasana, où les bras se croisent depuis les épaules, pour s'entrelacer de nouveau au niveau des coudes, puis au niveau des mains.

सुरभि मुद्रा

SURABHI MUDRĀ

Mudra de la vache sacrée

(Loyauté, dévotion, patience, abondance)

USAGE

Méditation, Pranayama

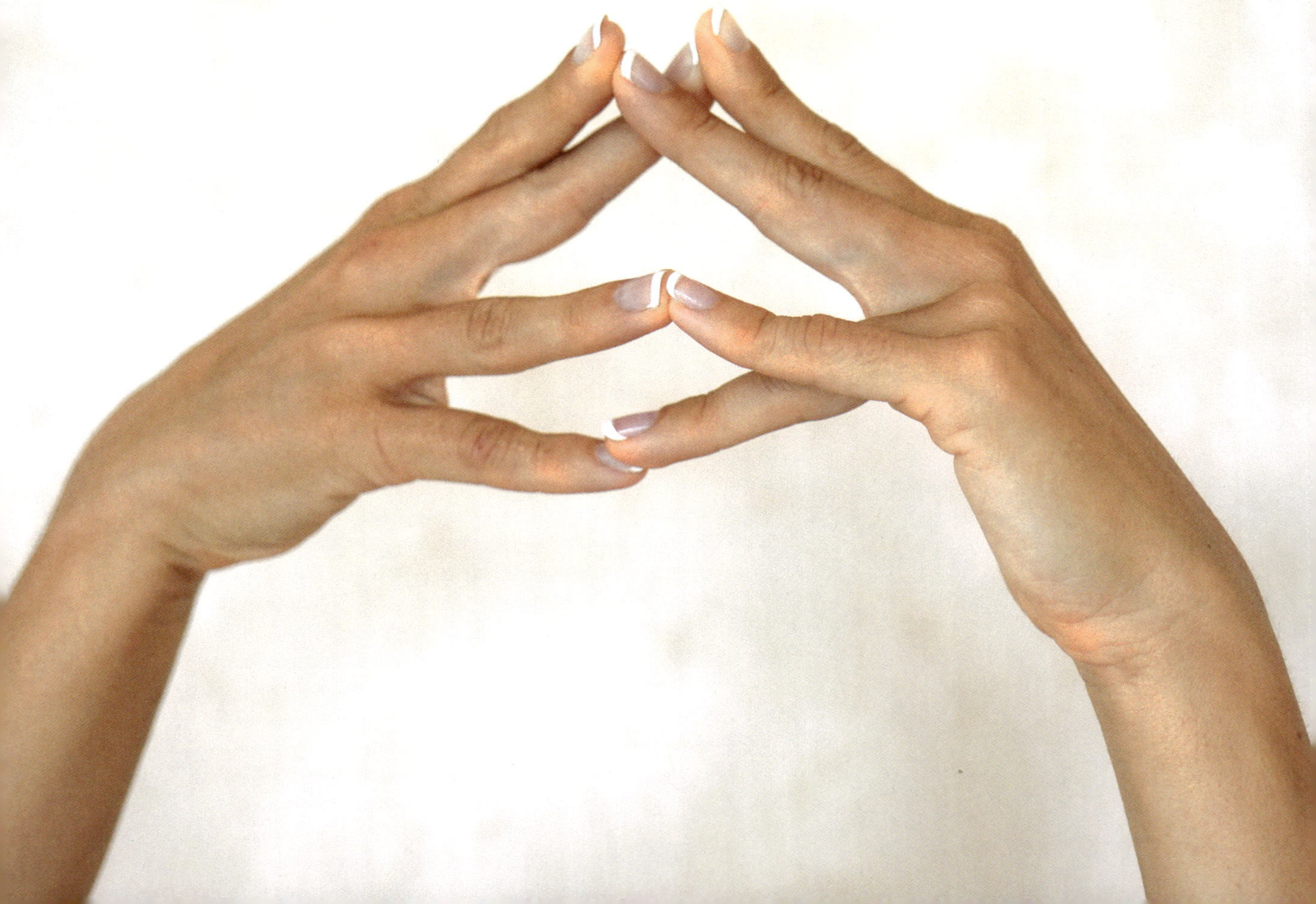

Ce mantra loue Krishna, protecteur et bienfaiteur divin, et célèbre son amour éternel pour Radha, symbolisant l'union divine et la joie de la dévotion.

Gopala Govinda Krishna Vasudeva

गोपाल गोविन्द कृष्ण वासुदेव

Gopala (le protecteur des vaches), Govinda (celui qui donne du plaisir), Krishna (le bien-aimé divin), Vasudeva (la vérité divine incarnée).

HISTOIRE

Il existe différentes formes de vaches et taureaux sacrés dans la mythologie indienne.

– Surabhi, qui signifie « parfum » en sanskrit, est aussi le terme employé pour définir la vache primordiale, mère de toutes les vaches. Née de l'océan de Lait, elle est souvent associée à la création et à la fécondité, symbolisant la richesse de la nature et la générosité du monde spirituel. Sa couleur d'un blanc brillant rappelle sa nature céleste. Les offrandes qu'on lui fait incluent souvent du lait, du ghee (beurre clarifié) et d'autres produits dérivés de la vache.

– Kamadhenu est une forme de Surabhi qui a la capacité d'exaucer tous les désirs, associée à la prospérité, la fertilité et l'abondance.

– Gomata, est un autre terme honorifique qui désigne la vache sacrée ou « la mère vache », symbole de fertilité et maternité, toujours associée à la Terre.

– Nandi est le taureau joyeux et il procure aussi la joie. Il est la fidèle monture (vahana) et le gardien du dieu Shiva. Il est l'incarnation vénérée de la pureté, de la virilité, et de la force. Allongé calmement devant les temples dédiés à Shiva,il est au repos mais prêt à servir son maître.

Ce bétail sacré est symbole de dévotion, de loyauté et de puissance. Vaches et taureaux représentent en Inde prospérité, douceur, paix domestique, et satisfaction des désirs.

EFFETS

La mudra Surabhi est souvent utilisée pour renforcer la connexion avec l'abondance universelle, à la fois matérielle et spirituelle. Elle rappelle la puissance de l'intention et la capacité de manifester les désirs grâce à la concentration et à la pratique spirituelle. En pratiquant cette mudra, on se connecte à l'énergie nourrissante et bienfaisante de l'univers. Elle soulagerait aussi les douleurs rhumatismales et l'arthrose.

PRATIQUE

• L'auriculaire de la main gauche touche l'annulaire de la main droite, et inversement.
Les majeurs des deux mains touchent les index de l'autre main en se croisant.
Les pouces restent étirés.

भ्रमर मुद्रा

BHRAMARA MUDRĀ

Mudra de l'abeille poétique

(Dévotion, contribution, transformation)

USAGE

Méditation, Pranayama

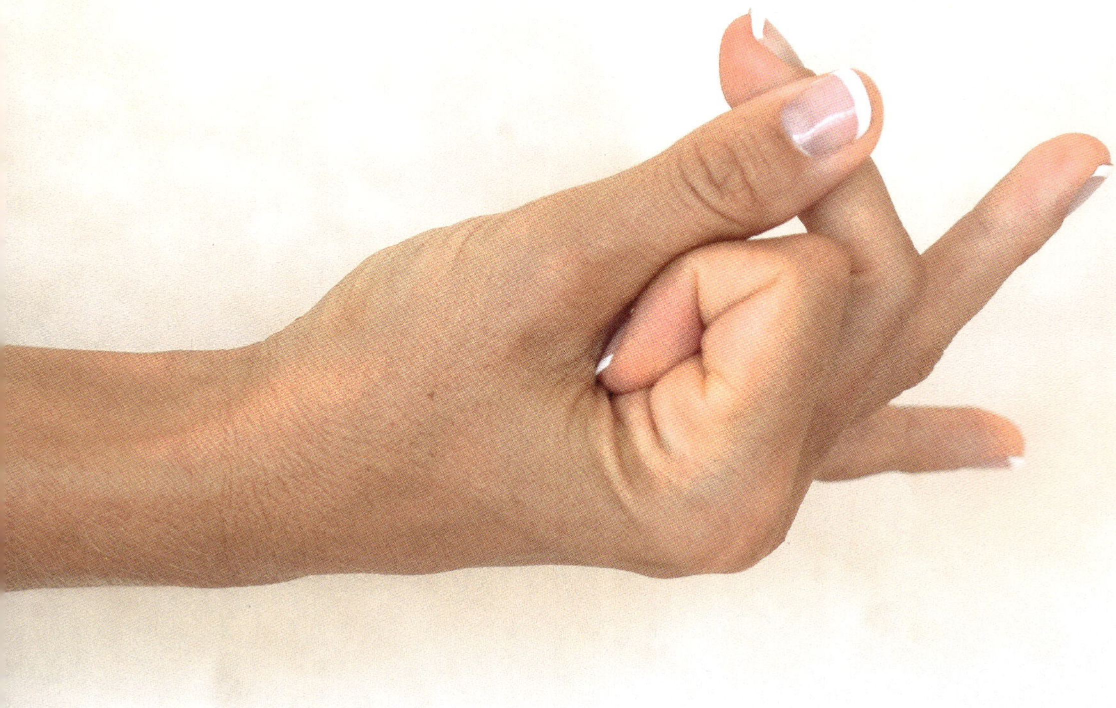

Ce mantra est utilisé pour éveiller l'énergie intérieure et pour apaiser l'esprit par la vibration divine.

Om hrim bhramari namaha

ॐ ह्रीं भ्रमार्रि नम

Om, je rends hommage à la déesse Bhramari, incarnation de la vibration sonore et de l'énergie divine.

HISTOIRE

Bhramara signifie « abeille ou bourdon » et désigne aussi bien l'insecte que la relation aux fleurs et à la nature. L'abeille a la capacité d'extraire le nectar d'une fleur et de le transformer. C'est un symbole de transformation spirituelle. En poésie, bhramara est aussi symbole du désir, de l'amour et de la dévotion.

À une époque où les démons (Asuras) causaient la terreur parmi les dieux et les humains, le grand démon Arunasura, à force de discipline et d'austérités, avait reçu la bénédiction d'être invincible contre toutes les armes connues. Plein d'arrogance, il se mit à conquérir les trois mondes : la Terre, les Cieux et le Monde souterrain. Alors qu'il avait déjà forcé les dieux à la fuite, ceux-ci se rassemblèrent et prièrent la déesse Parvati de les sauver. Elle prit la forme de Bhramari Devi, une manifestation resplendissante entourée de millions d'abeilles noires. Ces abeilles étaient en réalité des émanations de la puissance de la déesse elle-même, décidée à mettre fin au règne de terreur. Arunasura se moqua d'elle au premier abord, pensant que les abeilles ne pourraient jamais le blesser. Mais sous les ordres de la déesse, ces mêmes abeilles envahirent le corps d'Arunasura par toutes les ouvertures possibles : ses yeux, ses oreilles, son nez et sa bouche. En peu de temps, elles le dévorèrent de l'intérieur, le tuant sans utilisation d'aucune arme conventionnelle. La légende de Bhramari Devi démontre que la puissance divine peut se manifester de manière subtile et inattendue. Même une créature de la nature, aussi petite qu'une abeille, peut accomplir des exploits extraordinaires. Les forces du bien s'inspirent de la nature et prennent toutes les formes nécessaires pour protéger l'ordre cosmique (dharma).

EFFETS

La mudra Bhramara imite la forme d'une abeille et inspire ainsi la connexion divine, en reconnaissant la beauté, la poésie, les plaisirs de la vie et en gardant le focus sur la quête de la vérité spirituelle.

Cette mudra aide à ouvrir les voies respiratoires, renforce le système immunitaire, prévient les réactions allergiques et protège la flore intestinale.

PRATIQUE

- L'index est replié contre le pouce et la pointe du pouce est déposée sur le côté intérieur du majeur.

- Dans le Hatha yoga, Bhramara Pranayama est une technique de respiration qui implique l'imitation du bourdon. Cette pratique de respiration peut aider à calmer l'esprit et à induire un état de relaxation profonde.

मकर मुद्रा

MAKARA MUDRĀ

Mudra du crocodile endurant

(Régénération, endurance, recentrage)

USAGE

Méditation, Pranayama

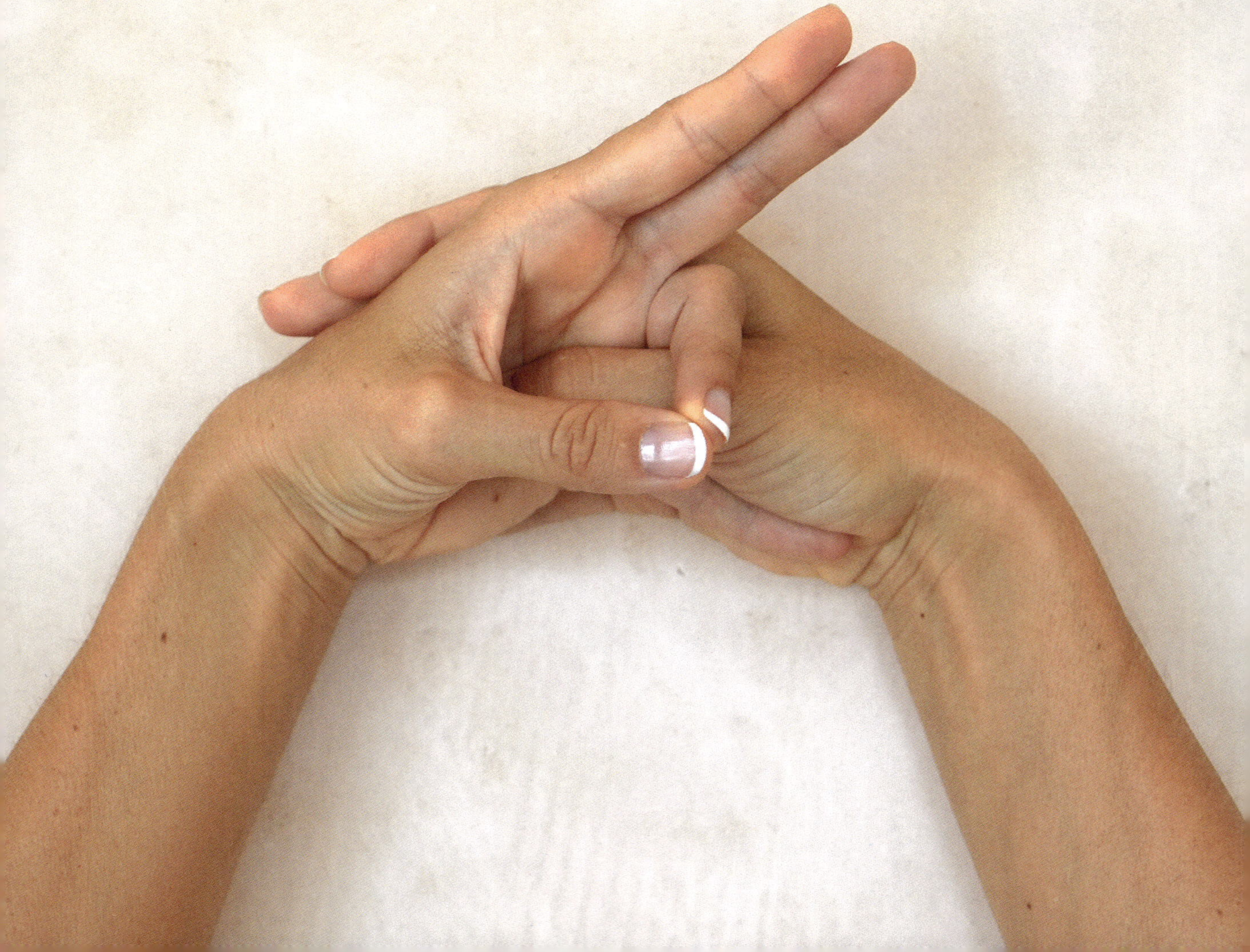

Ce mantra est une invocation dédiée à Makara, le symbole mystique souvent associé au véhicule des divinités aquatiques dans l'hindouisme.

Om Hrim Makara Namaha

ॐ ह्रीं मकर नमः

Om, je rends hommage à Makara, symbole de force, de sagesse et de l'énergie des eaux divines, avec dévotion et respect.

HISTOIRE

Makara est une sorte de chimère ou de monstre aquatique, avec le corps d'un crocodile ou d'un poisson, la tête d'un éléphant ou d'un lion, et parfois la queue d'un paon. Cette combinaison de traits symbolise sa domination sur différents éléments, la terre et l'eau, même si Makara est généralement plutôt associé à l'eau et aux divinités marines. C'est une créature puissante et de bon augure, utilisée comme véhicule notamment par Ganga, la déesse du fleuve Gange, le dieu des océans Varuna, Lakshmi, la déesse de la richesse et Kamadeva, le dieu de l'amour.

Le Makara est considéré comme un gardien des portes et des seuils, protégeant les espaces sacrés. Son image est souvent sculptée sur les portails des temples, les arches et les gouttières, servant à la fois de symbole protecteur et de représentation de la fertilité, de l'abondance et de la prospérité.

Pendant un rituel, mené par le roi Sagara, un cheval sacré fut volé par le dieu Indra. Les 60 000 fils de Sagara, à la recherche du cheval, accusèrent injustement un sage de l'avoir volé : il les réduisit en cendres dans sa colère. Les âmes des fils de Sagara ne pouvaient être libérées tant que leurs cendres n'étaient pas purifiées par l'eau de la déesse Ganga. Des générations plus tard, le roi Bhagiratha, un descendant de Sagara, se livra à des pratiques d'austérité intenses pour faire descendre les eaux de Ganga du ciel sur la Terre, afin de libérer les âmes de ses ancêtres. La déesse Ganga fit couler le Gange doucement, en passant par la chevelure de Shiva, pour que les eaux bénies inondent la planète, purifiant les fils de Sagara mais aussi toute l'humanité. Lorsque la déesse Ganga descendit, elle apparut majestueusement sur son véhicule, Makara, qui symbolisait les forces aquatiques, capables à la fois de donner la vie et de la détruire.

EFFETS

Cette mudra, à l'image du crocodile, dans son apparence atemporelle, nous permet d'accéder à nos réserves de force, à notre endurance et à notre tempérament. La mudra Makara représente les forces primordiales de l'eau et de la fertilité, ainsi que la protection et la puissance.

Elle permet de réduire l'apathie, la dépression et l'insatisfaction. On dit même qu'elle pourrait réduire les cernes sous les yeux et réapprovisionner en énergie !

PRATIQUE

- L'annulaire et le pouce de la main gauche se touchent, les autres doigts sont légèrement étirés, pour permettre l'insertion de la main droite. Juste au-dessous de l'annulaire gauche, le pouce droit s'insère et les autres doigts de la main droite enrobent la main gauche par l'arrière.

नाग मुद्रा

NĀGA MUDRĀ

Mudra du serpent

(Sagesse, intuition, ruse)

USAGE

Méditation, Pranayama

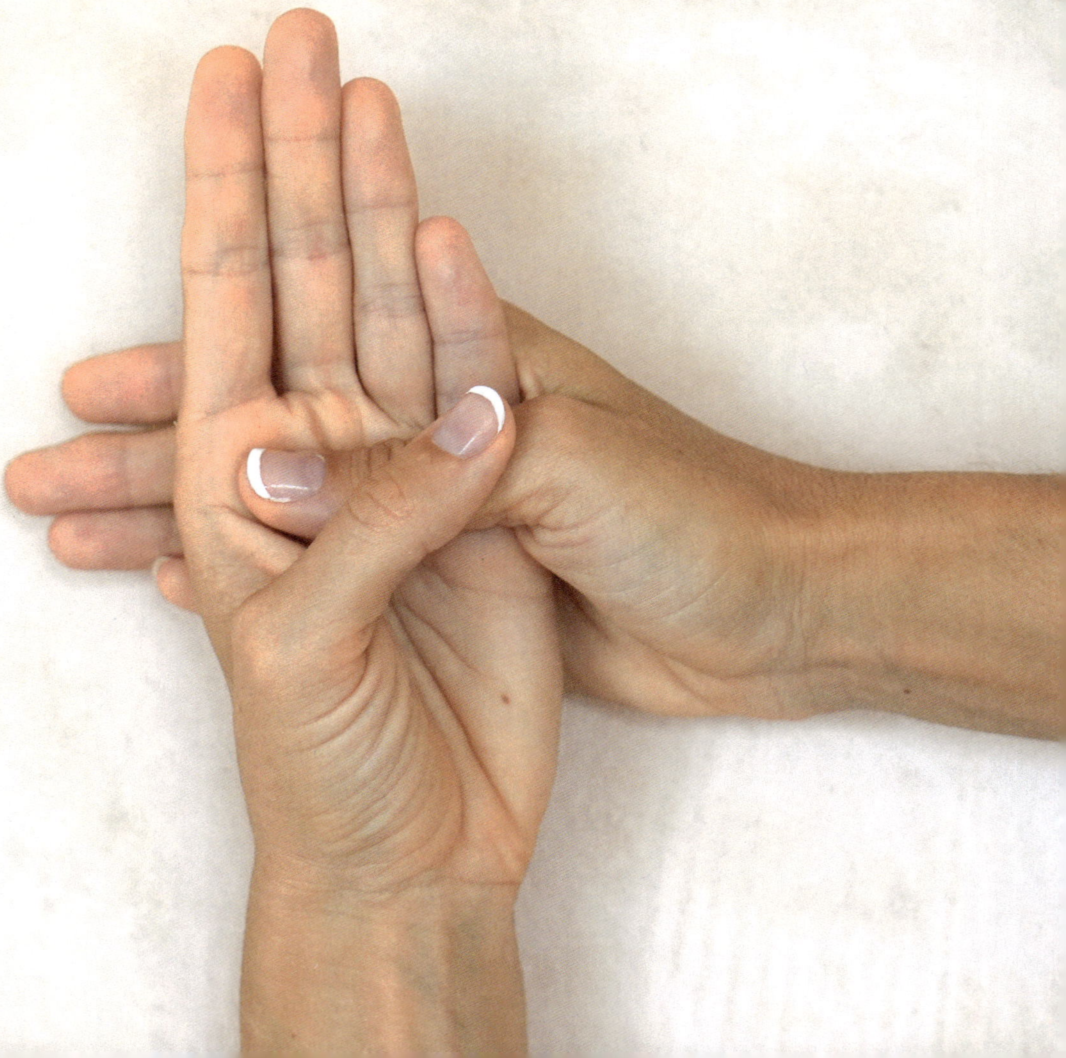

Ce mantra est une invocation aux neuf grands serpents divins. Réciter ce mantra matin et soir protège contre les peurs et assure la victoire en toutes circonstances.

Anantam Vasukim Shesham Padmanabham cha
Kambalam Shankhapalam Dhartarashtram Taxakam
Kaliyam Tatha Etani Nava Navaami Nagancha
Mahatmana Sayam Patenityam Prathahkaale Visheshita
Tasya Vishabhayam Naasti Sarvatra Vijayaa Bhaveth

अनन्तं वासुकिं शेषं पद्मनाभं च कंबलम् शंखपालं धार्तराष्ट्रम् तक्षकं कालियं
तथा एतानि नव नमामि नागानञ्च महात्मना सायं पठेन्नित्यं प्रातःकाले विशेषतः
तस्य विषभयं नास्ति सर्वत्र विजयाभवेत्

HISTOIRE

Les Nagas sont des serpents mythiques, avec parfois des caractéristiques humaines. Ils sont à la fois des forces protectrices et des dangers potentiels. Ces créatures serpentines sont gardiennes des eaux, associées à la pluie et à la fertilité et ce sont aussi des protecteurs des trésors souterrains.

Dans les traditions yogiques, les Nagas sont vénérés et invoqués pour leur pouvoir spirituel, leur sagesse et leur guidance. Ils sont associés à l'énergie de Kundalini, représentée par un serpent enroulé à la base de la colonne vertébrale. En ce sens, ils sont l'énergie primordiale de transformation et d'éveil.

Shesha Naga, également connu sous le nom d'Ananta, l'infini, est le roi des Nagas. Représenté comme un immense serpent sur lequel repose Vishnu, Shesha porte l'univers sur ses multiples têtes et est indissociablement lié à la préservation de l'ordre cosmique. Il est l'incarnation de la stabilité et de l'éternité. On dit qu'il supporte le poids des planètes et des étoiles sur ses têtes et qu'il s'étend dans l'océan cosmique où Vishnu se repose, entre les cycles de création. Lorsqu'il expire, l'univers se contracte et lorsqu'il inspire, il se dilate, symbolisant le rythme éternel de la création et de la dissolution.

EFFETS

La mudra Naga permet de résoudre les problématiques de la vie quotidienne par la force de l'intuition et du discernement, mais aussi d'accéder à une vision à plus long terme. Elle nous connecte à l'absolu, au-delà des considérations du bien et du mal, à la force surnaturelle, à la sagesse, la ruse et la puissance. Cette mudra nous met face à une réflexion sur notre propre nature profonde, potentiellement bienveillante et sage, mais aussi redoutable et capricieuse.

PRATIQUE

- La main gauche est tendue, paume vers le haut, la main droite la soutient et son pouce se dépose sur la main du dessus. Le pouce gauche se dépose par-dessus.

मत्स्य मुद्रा

MATSYA MUDRĀ

Mudra du poisson

(Fluidité, renouvellement, intuition)

USAGE

Méditation, Pranayama, Asanas, Danse

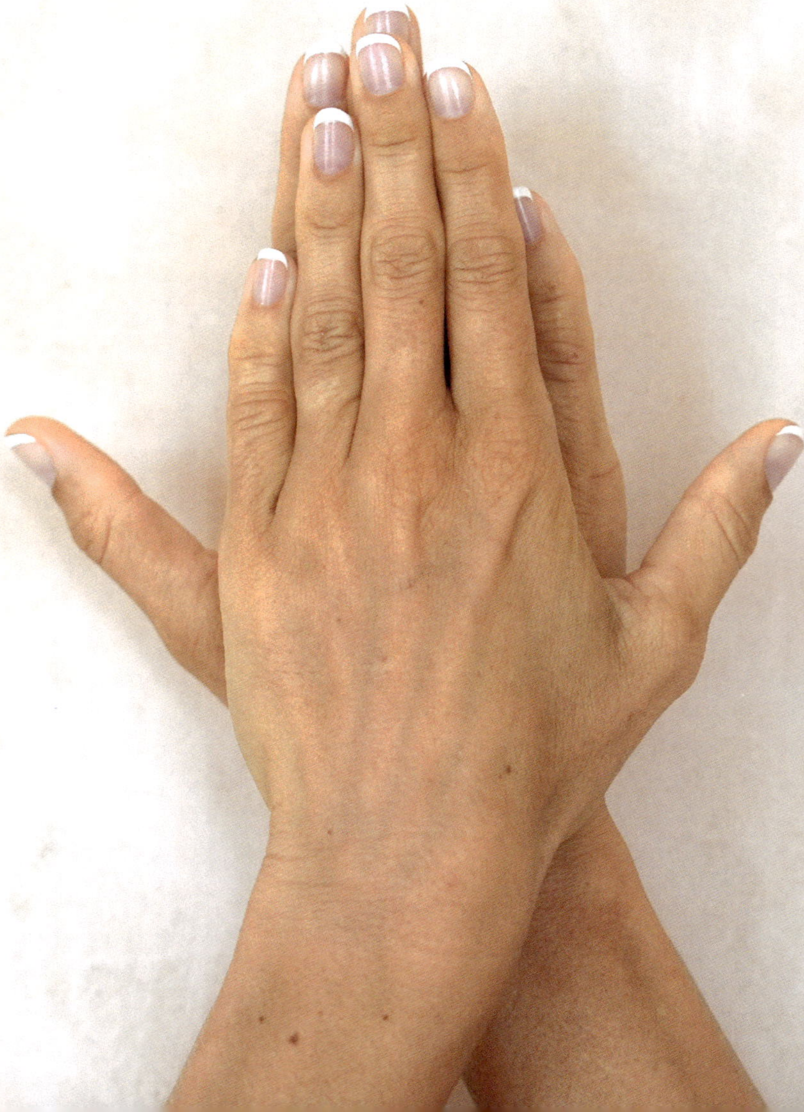

Ce mantra invoque la protection divine et la sagesse du premier avatar de Vishnu, Matsya, l'incarnation du poisson qui sauve le monde du déluge.

Om Namo Bhagavate Matsyaya Namah

ॐ नमो भगवते मत्स्याय नमः

HISTOIRE

Matsya est le premier des dix avatars de Vishnu, un grand poisson qui sauva le monde d'un déluge dévastateur, préfigurant d'autres mythes similaires, comme celui de Noé dans la Bible. Matsya symbolise la protection divine contre les forces du chaos et de la destruction. Il représente la capacité de Vishnu à préserver l'ordre cosmique (dharma) en temps de crise. Tout en accompagnant l'émergence d'un nouveau monde, il protège les connaissances sacrées et l'héritage spirituel de l'humanité.

À la fin du Satya Yuga, l'âge d'or, les forces du mal dominaient et seul un déluge (pralaya) pouvait nettoyer le monde. Vishnu, le protecteur de l'univers, décida de prendre la forme de Matsya, un poisson gigantesque avec une corne sur la tête et apparut au roi vertueux Satyavrata (aussi appelé Manu) dans une rivière où celui-ci faisait ses ablutions. Il le pressa de construire un bateau et de rassembler les graines de toutes les plantes, les représentants de toutes les espèces animales, ainsi que les sages (rishis) et les Vedas, pour sauver l'humanité du déluge. Dans l'océan déchaîné, il attacha l'arche à sa corne à l'aide d'un serpent (Shesha). Le poisson divin les guida à travers les eaux fourbes et pendant cette traversée tumultueuse, Matsya raconta à Manu les secrets des Vedas et les lois du dharma, s'assurant ainsi que la connaissance spirituelle et morale serait préservée pour les générations futures. Après plusieurs jours, l'arche atteint le sommet de l'Himalaya, qui était encore au-dessus des eaux, jusqu'à ce que l'inondation se retire. Et le monde fut recréé. Satyavrata devint le père de la nouvelle humanité, rétablissant le dharma.

EFFETS

La mudra Matsya est associée à l'énergie de l'eau, la fluidité et la flexibilité. Cette mudra symbolise également la protection, la sauvegarde et la guidance divine, en particulier dans des situations difficiles ou incertaines. Chaque période de destruction laisse place à la renaissance et au renouvellement. Particulièrement en temps de grande incertitude, nous pouvons nous faire confiance en nous connectant à nos ressources intérieures, en mobilisant des forces jamais déployées ainsi.

Cette mudra permet de développer la confiance en soi et en les forces invisibles qui nous accompagnent et qui veillent à ce que la connaissance et la sagesse ne soient jamais perdues.

PRATIQUE

- La paume de la main gauche est tournée vers le sol, la main droite par-dessus. Seuls les pouces s'ouvrent sur les côtés, le reste des doigts est serré.
- À l'image du poisson qui coule de source, cette mudra demande à être animée, avec la possibilité de faire des vagues du haut vers le bas et du bas vers le haut.

L'AUTRICE

Ola Jas a passé plusieurs saisons en Inde et se trouve aujourd'hui au Mexique. Elle incarne le yoga comme un art de transformation, éveillant différentes formes d'intelligence – émotionnelle, sensorielle et physique. Depuis plus de 20 ans, elle fusionne les pratiques du mouvement – Vinyasa, danse contact improvisation, Acroyoga et massage thaïlandais. Sa recherche est une exploration continue qui invite chacun à questionner et renouveler sa perception de la réalité.

Inspirée par les sagesses anciennes, Ola Jas s'intéresse aussi au chamanisme et tisse un lien entre le sacré et le quotidien. Son enseignement célèbre la liberté, la créativité et l'intuition, encourageant chacun·e à trouver son mouvement authentique et à favoriser des transformations profondes et durables.

Les mudras sont pour elle une voie précieuse pour explorer nos paysages intérieurs et raviver un savoir universel. Avec ce premier livre, Ola Jas partage un voyage d'exploration vers la création de joie, et de connexion profonde à soi et au monde.

Son intention de transmission : « Tout commence par un sourire intérieur. »

Retrouvez toutes nos nouveautés et actualités sur www.laplage.fr

Écrivez-nous :
• Pour toute demande ou réclamation : info@laplage.fr
• Pour envoyer vos manuscrits : edition@laplage.fr

58, rue Jean Bleuzen – 92178 Vanves cedex
Dépôt légal : Mars 2025
NUART : 8892603
ISBN : 978238338486/01
Direction éditoriale : Ariane Laine-Forrest
Suivi éditorial et relecture : Éléonore Doosterlinck et Philéa Correction
Conception graphique couverture et intérieur : Nicolas Gallois
Mise en page : CGI
Fabrication : Amélie Moncarré
Responsable marketing et communication : Charlotte Couture (ccouture@laplage.fr)
Responsable partenariats : Dana Lichiardopol (dlichiardopol@hachette-livre.fr)
Toutes les photographies sont de © Mathilde Deer
Photogravure : Nord Compo

Imprimé en France sur du papier certifié sans chlore issu de forêts gérées durablement, avec des encres végétales sur les presses de PPO Graphic, un imprimeur reconnu pour ses pratiques respectueuses de l'environnement.

PAPIER À BASE DE FIBRES CERTIFIÉES

éditions la plage s'engage pour l'environnement en réduisant l'empreinte carbone de ses livres. Celle de cet exemplaire est de :
1,3 kg éq. CO_2